내 마음을 챙기는

실전 명상

내 마음을 챙기는 실전 명상

발행일   2022년 6월 28일

지은이   남일희
펴낸이   손형국
펴낸곳   (주)북랩
편집인   선일영   편집   정두철, 배진용, 김현아, 박준, 장하영
디자인   이현수, 김민하, 김영주, 안유경   제작   박기성, 황동현, 구성우, 권태련
마케팅   김회란, 박진관
출판등록   2004. 12. 1(제2012-000051호)
주소   서울특별시 금천구 가산디지털 1로 168, 우림라이온스밸리 B동 B113~114호, C동 B101호
홈페이지   www.book.co.kr
전화번호   (02)2026-5777   팩스   (02)2026-5747

ISBN   979-11-6836-365-6 03510 (종이책)   979-11-6836-366-3 05510 (전자책)

치유와 행복으로 나아가는 명상의 길

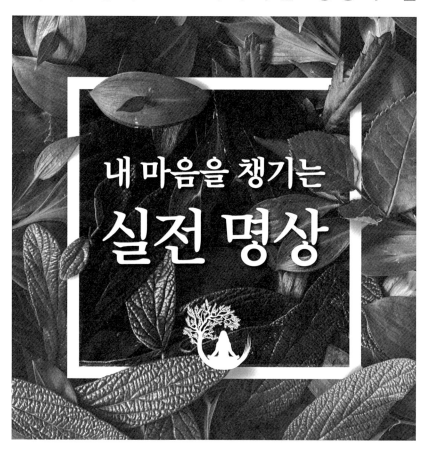

내 마음을 챙기는
실전 명상

남일희 지음

마음챙김을 통해 나를 찾고 깨달음을 얻는 실전 명상 안내서

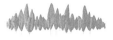

 북랩

　제가 겪었던 어린 시절의 놀이문화는 대부분 친구들끼리 직접 만나서 하는 놀이였습니다. 그런데 그 당시에는 핸드폰도 없었고, 전화도 없었습니다. 그래서 친구 집에 가서 "○○야, 놀자" 하는 외침을 시작으로 놀이는 시작됐습니다. 그런데 어린 시절 친구들과 놀이를 하다 보면 문득 몸의 중심에서 반짝이는 빛을 느끼곤 했습니다. 그러면 거기에 정신이 팔려서 주변에서 일어나는 일을 놓치기 일쑤였습니다. 그래서 누가 무슨 말을 걸어와도 놓치고, 대화 도중에도 놓치며, 주변에서 어떤 일이 일어나도 몸의 중심에서 반짝이면서 나를 향해 손짓하는 빛을 따라가느라 현재 하고 있는 일들을 놓치기 일쑤였습니다. 그리고 이런 일이 반복되다 보니 사회생활을 하는 데 어려움을 겪게 됩니다.

　그래서 대화 도중에도 상대방의 말을 잘 알아듣지 못하고, 말한 것을 되묻곤 해서 오해를 받기도 합니다. 그러나 몸의 중심에서 나를 향해 손짓하며 너울너울 올라오는 빛을 뿌리치기는 힘들었습니다. 이렇게 빛은 수시로 나를 몸 안으로 불러들입니다. 그래서 의식이 자꾸만 그쪽으로 갑니다. 그러면 그때마다 다른 세계에 있는 듯 합니다. 그래서 생각합니다. "나는 정신이 이상한가?", "나는 정신 병자인가?", "나는 왜 사람들의 말에 집중하지 못하고, 어울리지 못하며, 이들을 피해 다닐까!" 이런 생각이 일어나며, 괴로움에 휩싸이곤 했습니다.

어느 정도 성장하자, 이제는 마음의 중심에서 나에게 손짓하며 나를 부르는 빛을 따라가보기로 마음을 먹습니다. "그것의 정체가 무엇이길래 나를 이렇게 힘들게 하는가?", "내가 백 번, 천 번 싫다고 부정하고, 안 하려고 해도, 왜 나는 정신을 차리지 못하고 다른 곳을 바라보고 있는 것일까?" 그래서 이번에는 작정을 하고, 이것이 무엇인지 찾아보기로 합니다. "어쨌든 이 길을 가다 보면 무언가 결판이 나겠지!"

중년기에 접어들면서 마음을 따라가보는 시간이 많아졌습니다. 마음의 서적도 읽어보고, 종교에 귀의도 하며, 종교생활도 접해봅니다. 그리고 명상도 하면서 마음을 다스리는 법을 익혀나갑니다. 그러자 점차 마음에 변화가 찾아옵니다. 그리고 마음의 중심에서 빛나던 빛이 이제는 온몸으로 퍼져나가며, 의식이 변하는 것을 느낍니다. 이렇게 중심에 있던 빛이 온몸으로 퍼지며 의식이 순일해지자, 몸과 마음은 평온해집니다.

이처럼 어린 시절 다른 사람에게 집중하지 못하고, 혼란스러워했던 것은 통찰의식의 전면에 있는 '지혜의 방패'를 몰랐기 때문입니다. 마음의 중심에 있던 빛이 의식으로 퍼지면 통찰의식의 전면에 '지혜의 방패'가 형성됩니다. 이를 통해 마음에 집중과 고요함을 얻게 되고, 인생의 평온함도 얻게 됩니다. 그리고 세상살이에서의 행복도 느낍니다. 이렇게 인간 본연의 행복을 찾고자 하는 것이 제가 경험했던 실전명상입니다.

본 책은 이렇게 마음의 평온과 행복을 찾는 길에서 겪게 되었던 명상 이야기입니다. 그래서 필자가 명상수행 중에 경험했던 간화선, 신념처 및 심념처 등의 명상과 술롱, 마하시 및 쉐우민 센터 등 각종 명상센터에서 경험했던 명상들을 바탕으로 합니다. 특히 서불대와 빤냐수라 숲속명상센터 등에서 '마음챙김 치유 명상 실습', '마음챙김 명상의 이론과 실제' 및 '실전명상 실습' 등의 명상 안내를 진행하면서 했던 여러 경험들과 인터뷰 내용 등을 수록했습니다. 이런 실습의 이론적 배경은 초기불교 경전 등을 토대로 하고 있습니다.

끝으로 이 책을 집필하는 데 있어 끝까지 용기를 잃지 않도록 지도해주신 정준영 교수님께 감사의 인사를 올립니다. 그리고 한국 테라와다의 아짠진용빤냐와로마하테로 삼장법사 스님, 담마찟따의 우 사사나 스님, 담마와나의 우 떼자사미 스님, 한국마하시선원의 우 소다나 스님 및 우 담마간다 스님의 지도에도 감사를 드립니다. 또한 능인선원의 지광 큰스님과 경북대의 임승택 교수님, 능인대의 백도수 교수님, 동국대의 이필원 교수님, 무착, 법인, 현파, 정각, 실상화 및 지원 법사님들과 전법사 1기와 법우님들의 지도와 격려에도 감사를 드립니다. 특히 정각사의 송원 큰스님과 법우님들께도 감사드리고, 서불대의 교수님들과 법우님들께도 감사의 인사를 올립니다. 그리고 선처에 계실 아버님과 병상에 계시는 어머님께 사랑한다는 말 전해주고 싶습니다. 특히 자애(慈愛)하는 향숙과 가형, 주형에게도 고맙고 사랑한다는 말 전합니다. 끝으로 부족한 점이 많음에도 불구하고 출판에 응해주신 북랩 관계자분들께 감사의 인사를 올립니다.

2022년 6월
남일희

초년 시절에 우리 가족은 2층 슬라브집 중에서 1층의 한 켠에 세들어 살았습니다. 아버지는 그곳에서 장사를 하셨으며, 어머니는 그곳의 한 켠에서 바느질을 하며 생계를 꾸려나갔습니다. 이렇게 가게 딸린 1칸의 작은 방에서 부모님과 4남매까지 6명이 함께 생활했습니다. 그러니 그 공간에서 개인적인 삶이란 존재하지 않았습니다. 이렇게 유복하지 않은 유년기였지만, 그래도 그 공간에는 희·노·애·락하는 삶이 있었습니다.

어린 시절의 나는 유달리 옥상을 좋아했습니다. 옥상에 있는 평상에 누워 떠다니는 구름을 보면서, 그들의 모습에 명칭을 붙여보는 것을 즐거워했습니다. 구름의 형상에 코끼리, 사자 및 토끼 등의 이름을 붙여보고, 여기에 상상의 나래를 더해서 그들만의 이야기를 꾸미는 것을 좋아했습니다. 이렇게 혼자 상상하는 것을 좋아했습니다. 지금 생각해보면 일종의 심상화 명상이었던 것 같습니다. 그 속에서 나는 행복했습니다.

그 후로 세월이 흘러 성장하면서 인생의 괴로움을 겪게 됩니다. 이렇게 마음이 힘들어지자 관심이 자연스레 마음공부 쪽으로 향했습니다. 그리고 마음공부를 하고, 명상을 하면서 마음은 한층 평온하고 행복해졌습니다. 또한 늘상 우울, 불안 및 초조 등으로 괴로웠던 마음도 한층 밝아졌습니다. 이렇게 명상은 저를 행복의 길로 인도했습니다. 이것이 제가 갔던 실전명상의 길입니다. 본서에서는 이를 소개하고자 합니다.

> 수행승들이여, 가부좌를 틀고, 몸을 바로 세우고, 전면에 마음챙김을 확립하라(parimukhaṃ satiṃ upaṭṭhapetvā) ⋯그리고 몸, 느낌, 마음 및 법을 안으로, 밖으로, 안팎으로 관찰하라⋯이와 같은 사념처를 토대로 마음을 닦는다면 7년, 아니 7개월, 아니 7일 만에라도 궁극적인 깨달음의 앎을 증득할 것이다⋯이 길이 열반을 실현시키는 하나의 길이다(ekāyano ayam maggo) .
>
> _ 대념처경

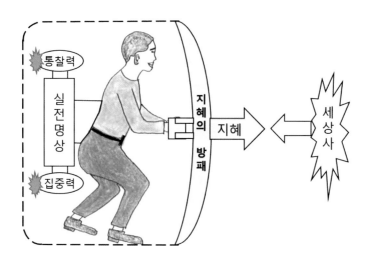

실전명상으로 의식의 전면에 '지혜의 방패'를 갖추자!
이를 통해 세상사의 어려움을 극복하고!
인간 삶의 괴로움에서 벗어나며, 대행복을 증득하자!

차 례

Ⅳ 실전명상 실습

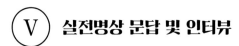

V 실전명상 문답 및 인터뷰

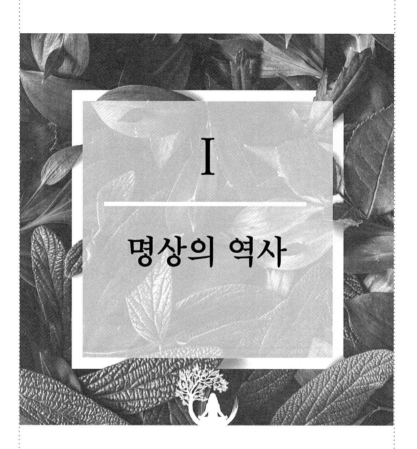

I

명상의 역사

마음에는 인간을 선한 방향으로 인도하는 마음도 있고, 불선한 방향으로 인도하는 마음도 있습니다. 그래서 선한 마음은 인간을 선한 길로 인도하지만, 불선한 마음은 인간을 불선한 길로 인도합니다. 이렇게 인간의 행동은 마음의 영향을 받습니다.

　그런데 만약 인간의 마음에 불선한 마음만 있었다면 인류는 고통 속에서 서로 싸우다 멸망했을 것입니다. 그러나 인간의 마음에는 선한 마음이 불선한 마음보다 훨씬 많습니다. 그렇기 때문에 고통 속에서도 서로 도우며, 삶을 개척할 수 있었습니다. 그래서 인간의 영속 발전을 위해서는 선한 마음의 계발이 필요하며, 이를 위해 인간은 명상을 활용하게 됩니다.

　또한 앞으로 전개되는 AI 시대는 상상력의 시대입니다. 그래서 미래의 발전을 위해서는 상상력이 중요합니다. 그리고 이렇게 상상력을 통한 정신의 계발은 고도의 집중력과 통찰력을 통해 향상될 수 있습니다. 그런데 이런 것은 명상을 통해 얻어질 수 있습니다. 그래서 인류의 문명이 발달할수록 명상의 역할은 더욱 중요해질 것입니다. 이처럼 명상은 인류 역사의 발전과 함께 해왔으며, 앞으로는 명상이 인류의 발전에 기여하는 역할이 더욱 커질 것입니다. 본장에서는 이렇게 인류의 발전과 함께한 명상의 역사에 대해 살펴보겠습니다.

명상의 역사

현대의 인류에게 문명의 급속한 발전을 가져온 4대 문명이 있었습니다. 이런 문명의 발전은 마음의 계발과 함께했습니다. 그래서 인더스 문명의 동굴벽화에서도 명상하는 이들을 발견할 수 있습니다. 이렇게 역사를 거슬러 올라가면 몸과 마음으로 구성된 인간이 마음 계발을 위해 명상을 사용했음을 알 수 있습니다. 이를 통해 계발된 고요함, 집중력, 통찰력으로 인류는 찬란한 문명의 발전을 이룩할 수 있었습니다.

특히 근대에 들어와서는 명상이 종교의 의미를 뛰어넘어 마음계발을 위해 활용되기 시작하며 근대 문명의 발전에 큰 영향을 미치게 됩니다. 이처럼 명상은 인간의 삶을 윤택하고 평온하게 발전시키는 원동력이라고 할 수 있습니다.

[그림 Ⅰ-1] 명상의 역사

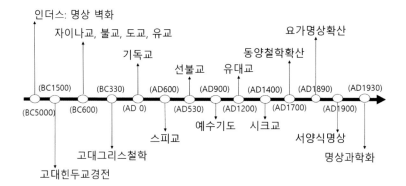

명상의 발전

BC 624년 인도에서 붓다가 탄생합니다. 그는 29세에 출가해서, 35세인 BC 589년에 깨달음을 얻습니다. 그리고 최초의 가르침인 초전법륜을 오비구에게 전했으며, 이를 통해 불가의 승단이 형성됩니다. 이때 그가 가르친 명상은 중도와 팔정도를 중심으로 한 지관명상입니다. 그리고 붓다의 가르침이 BC 3세기에 아쇼카대왕에 의해 다른 지역으로 전파됩니다. 특히 대왕의 아들인 마힌다 장로에 의해 스리랑카로 삼장이 전해지고, 이것이 BC 1세기경에 문자화됩니다. 또한 선불교 등이 북방으로 전해지며, 간화선 등이 정착됩니다.

그리고 AD 5세기경에 붓다고사에 의해 삼장을 바탕으로『청정도론』이 집필되며, 이는 남방명상의 지침서가 됩니다. AD 11세기경에는 아누룻따 스님에 의해『아비담맛타상가하』가 집필되고, 이는 교학의 지침이 됩니다. 이를 바탕으로 붓다의 명상기법이 마음계발의 발전에 큰 영향을 미치게 됩니다.

[그림 Ⅰ-2] 명상의 발전

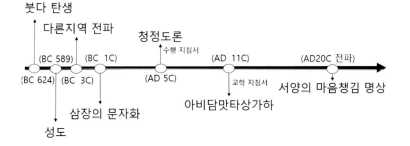

명상의 전래

붓다에게서 태동된 명상기법인 지관명상이 붓다 사후에도 대중부와 상좌부로 이어지며 지관명상의 맥을 이어오고 있습니다. 이를 통해 미얀마에서는 수행을 중심으로 한 수많은 명상센터가 지역 내에 설립됩니다. 그리고 스리랑카에서는 교학이 활발하게 전개되며, 태국에서는 계학을 중심으로 불교가 발전합니다. 또한 북방 불교를 통해 간화선 등의 선불교가 한국 등으로 전해집니다. AD 20세기경에 들어서자 이렇게 정신적으로 발전된 동양의 불교명상을 서양에서 받아들이기 시작하며, 이를 바탕으로 한 명상기법을 심신치유의 목적으로 활용하기 시작합니다.

이렇게 서양으로 건너간 명상기법이 체계화되고 이를 다양한 분야에 활용하게 되자, 이런 체계화를 동양에서 역으로 받아들이는 상황에 이르게 됩니다. 이를 통해 동서양을 불문하고 지관명상에 대해 관심을 갖게 되었으며, 이를 심신치유에 적극적으로 활용하는 단계에 이르게 됩니다.

[그림 Ⅰ-3] 마음챙김을 활용하는 지관명상의 전래

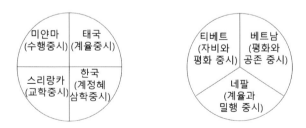

[표 I-1] 미얀마 명상의 전래

수행 방법	내용		
민돈왕 (1853~1878)	불교에 귀의, 위빠사나 몸소 실천, 영국 찬탈, 불교청년회(YMBA) 민족주의 운동 본격화, 불교 전통 수행 운동 전개	레디 사야도	밍군 제따완 사야도
레디 (1846~1923)	수념처, 입출식념, 교학에 공헌, 궁극적 진리에 대한 해설(1897)		
순룬 (1878~1952)	수념처+신념처, 빠른 호흡+감각 관찰 (1951년 설립)		
모곡 (1899~1962)	수념처+심념처, 입출식념, 12연기설 중심 교학		
고엔카 (1924~2013)	수념처+신념처, 입출식념, 묵언 계율 중시, 스캔		
	밍군제따완 (1868~1955)	미얀마 최초 위빠사나 명상센터 개원(따톤, 1914) 수행 운동 전개, 영국 식민지하 교육, 문화 통한 불교 부흥 운동 일환	
땀불루 (1897~1986)		만달레이 메틸라 강사스님, 숲속 철저한 두타행, 마하시의 수행체계 정립에 영향 미침. 우 조띠까 사야도가 법맥 제자	
	마하시 (1904~1982)	제따완에게서 염처경을 토대로 위빠사나 행법으로 진리 체험(1932. 4개월 만에), 신념처를 중심으로 한 사념처 수행, 사대 관찰 등, 순수 위빠사나(찰라삼매, 오장애 제거), 배의 움직임 관찰(풍대, 신념처), 명칭 사용, 경행과 마스터, 추론적 위빠사나 인정(마하시 명상센터 1948년 설립)	
	쉐우민 (1913~2002)	심념처를 중심으로 한 사념처 수행, 경행, 좌선 순수 위빠사나 (우 꼬살라 사야도, 1999년 설립)	
	빤디따라마 (1921~2016)	경행, 좌선, 침묵, 자애관 (우 빤디따 사야도, 1990년 설립)	
	찬매 (1928~)	좌선, 자애관 (우 자나카 비왐사, 1977년 설립)	
	기타	삿담마란시 명상센터(우 쿤다라 비왐사), 국제테라와다대학교(우 실라난다 사야도), 우 자띨라 사야도, 우 와사와 사야도 등	
	파욱 (1934~)	사마타를 통한 위빠사나 수행, 까띠나·몸의 32상 관찰하는 사마타 수행 등	

[표 Ⅰ-2] 티베트 명상의 전래

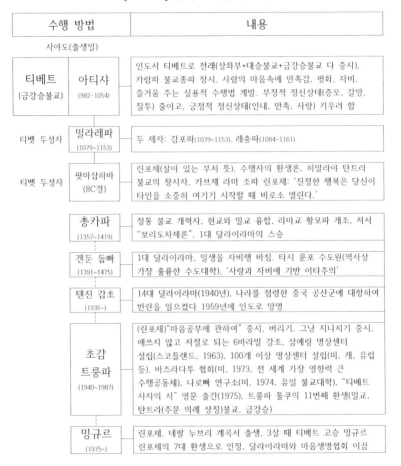

수행 방법		내용
	사야도(출생일)	
티베트 (금강승불교)	아티샤 (982~1054)	인도서 티베트로 전래(상좌부+대승불교+금강승불교 다 중시), 카람파 불교종파 창시, 사람의 마음속에 만족감, 평화, 자비, 즐거움 주는 실용적 수행법 계발. 부정적 정신상태(증오, 갈망, 질투) 줄이고, 긍정적 정신상태(인내, 만족, 사랑) 키우려 함
티벳 두성자	밀라레파 (1079~1153)	두 제자: 감포파(1079~1153), 레충파(1084~1161)
티벳 두성자	팟마삼하바 (8C경)	린포체(살아 있는 부처 뜻), 수행자의 환생론, 히말라야 탄트라 불교의 창시자, 카브제 라마 조파 린포체: '진정한 행복은 당신이 타인을 소중히 여기기 시작할 때 비로소 열린다.'
	총카파 (1357~1419)	정통 불교 개혁자, 현교와 밀교 융합, 라마교 황모파 개조, 저서 "보리도차제론", 1대 달라이라마의 스승
	겐둔 둡빠 (1391~1475)	1대 달라이라마, 일생을 자비행 바침. 타시 룬포 수도원(역사상 가장 훌륭한 수도대학), '사랑과 자비에 기반 이타주의'
	텐진 감초 (1935~)	14대 달라이라마(1940년), 나라를 점령한 중국 공산군에 대항하여 반란을 일으켰다 1959년에 인도로 망명
	초걈 트룽파 (1940~1987)	(린포체)"마음공부에 관하여" 중시, 버리기, 그냥 지나치기 중시, 애쓰지 않고 저절로 되는 6바라밀 강조, 삼예링 명상센터 설립(스코틀랜드, 1963), 100개 이상 명상센터 설립(미, 캐, 유럽 등), 바즈라다투 협회(미, 1973, 전 세계 가장 영향력 큰 수행공동체), 나로빠 연구소(미, 1974, 유일 불교대학), "티베트 사자의 서" 영문 출간(1975), 트룽파 툴쿠의 11번째 환생(밀교, 탄트라(주문 의례 상징)불교, 금강승)
	밍규르 (1975~)	린포체, 네팔 누브리 계곡서 출생, 3살 때 티베트 고승 밍규르 린포체의 7대 환생으로 인정, 달라이라마와 마음생명협회 이끔

인도에서 아쇼카대왕시대인 BC 3세기경에 불교가 전파된 후 티베트에서는 금강승불교가 자리를 잡게 됩니다. 현재는 달라이라마를 중심으로 자비, 평화 및 밀행 등을 중시하고 있습니다.

[표 I-3] 기타 동남아 지역 명상의 전래

수행 방법	내용
사야도(출생일)	
스리랑카 (초기불교)	스리랑카 정부 마하시 사야도에게 자국서 위빠사나 보급 공식 요청(1955), 대규모 방문단 이끌고 인도 스리랑카 등지를 순회하며 위빠사나 보급(1959). 이미 스리랑카에는 7곳의 수행처에서 마하시 방식으로 위빠사나 행법 가르침. 순회 더 많은 명상센터가 생겨남 담마팔르(1864~1932): 스리랑카 근대불교 부흥 불교 개혁가. 대중강연 불교 전문지 발간. 성지 부다가야를 힌두교에서 되찾음
태국 (초기불교)	종교성의 요청으로 사띠빳타나 위빠사나가 소개됐으며(1952), 수많은 명상센터와 수행력 갖춘 수행자가 10만 명이 넘어섬(1960) '와 마하닷 사원'을 비롯한 방콕시내 대부분 사원에서 마하시 계통의 위빠사나 수행을 가르치고 있음 아잔차(1918~1992): 왓 바퐁 수도원. 두타행. 의식주에 제한 두는 13가지 특별계율 시행. 이론보다 수행 중시. 스승(아잔 문)
베트남 (대승불교)	틱낫한(1926~2022): "모든 발걸음마다 평화" 중시. 매일 삶에서 실천하는 마음챙김 중시. 안쿠앙불교협회 공동 설립(1942). 비폭력 저항운동. 스윗 포테이토 공동체 설립(프랑스, 1975), 플럼 빌리지 명상공동체 설립(미국, 1982), 그린 마운틴 수행원(1990) 설립
네팔 (금강승불교)	쌍게 랑중 린포체(1960~): 높은 평가 받는 경학 졸업한 스님(켄포). 대만, 싱가폴, 홍콩에서 세계 평화 기도와 불법 전수 아니 초잉 드롤마(1971~): 노약자 보호. 소외계층 위한 의료서비스 제공 등 활발한 인도주의 활동. 현대화된 만트라와 음악 공연

　　미얀마에서는 지관명상을 중심으로 명상이 발전했으며, 티베트에서는 역동적이며 활동적인 명상이 중심을 이루고 있습니다. 베트남에서는 평화와 공존을 중시하며, 스리랑카에서는 교리 위주의 명상이 발전합니다. 그리고 태국에서는 계율을 중시하며, 한국에서는 선불교를 중심으로 한 간화선의 체계화와 세계화에 노력하고 있습니다.

명상기법의 전파

초기불교는 통상 붓다 사후 100년 이내의 불교를 말합니다. 그 후에 초기불교는 근본 분열을 거쳐, 20여 개의 부파불교로 분열됩니다. 그리고 이런 과정을 거쳐 북방 불교는 대승불교를 형성하고, 남방 불교는 남방상좌부를 형성합니다.

그리고 지관명상에서 활용하는 '마음챙김'의 기제들이 20세기에 서양으로 건너가 'Mindfulness(마음챙김)'라는 개념으로 체계화되어 이를 심신치료에 활용하게 됩니다. 그리고 이에 대한 효능이 입증되자, 이런 'Mindfulness'의 개념이 동서양으로 확산되기 시작합니다. 그러자 이제는 역으로 동양에서 이런 체계화된 개념을 받아들이게 됩니다. 그리고 우리는 이를 '마음챙김'이라고 번역하며, 명상에 활용합니다. 이처럼 동서양을 불문하고 인간의 삶에서 '마음챙김'의 중요성이 대두되고 있습니다.

[그림 Ⅰ-4] 마음챙김 명상기법의 전파

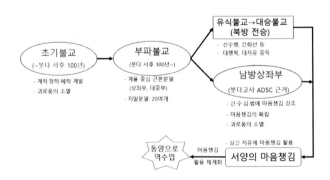

명상기법의 활성화

20세기에 들어서면서 서양에서는 인간의 인지치료에 관심을 갖게 됩니다. C. G. 융(1930)은 불교를 심리치료에 활용하고자 하였으며, 람다스(1971)는 불교명상과 요가를 접목하였고, 이를 바탕으로 해서 아론 벡(1975)에 의해 인지행동치료(CBT)가 활성화됩니다. 이를 계기로 삶의 각 분야에서 명상기법을 응용하기에 이릅니다. 그래서 MBSR, DBT, ACT 및 MBCT 등의 명상을 활용한 심신치유 기법들이 나타나고, 이를 바탕으로 해서 서양에서는 명상을 활용한 심신치유 기법들이 체계화되기 시작합니다.

서양심리학에서는 명상을 현실의 삶에 부적응하는 불안, 우울, 스트레스 등의 심리적 치유 및 인간의 삶에 부적응적인 병리적 치유에 활용하고 있습니다. 그리고 최근에 서양의 심리치료사들이 많이 사용하고 있는 상당수의 기법들은 마음챙김, 명상, 선수행 등의 불교 전통에서 가져온 것들입니다. 이런 현상은 C. G. 융이 티베트 만다라나 신들의 원형적 상징들에 대해 고찰한 이후로 크게 퍼지게 됩니다.

그리고 이런 방식들이 인간 삶의 괴로움에서 벗어나며, 심신을 치유하는 데 효과가 있음이 체계화된 명상을 통해 점차로 검증되고 있습니다. 이렇게 불교의 현실적이고, 내적인 '마음챙김'과 '자비' 등의 핵심적인 명상기법들이 체계화되면서 마음치유에 다양하게 활용되고 있습니다. 그리고 이를 통해 '지관명상'인 '마음챙김 명상'이 심신치유의 기법으로 서양을 비롯해 세계로 뻗어나가며 활성화되고 있는 실정입니다.

[표 Ⅰ-4] 서양에서 마음챙김 명상기법의 활성화

① MBSR (존 카밧진, 1979)	② DBT (리네한, 1993)	③ ACT (스티븐 헤이즈, 1999)
④ MBCT (존 티즈데일, 2002)	⑤ MSC (크리스토퍼 거머, 2009)	⑥ MBPM (비디아말라 버치, 2015)

스티브 잡스 (애플 CEO)	"제품들을 창조하는 창의성과 직관력은 명상 덕분이다."
차드 멍 탄 (구글 엔지니어)	"명상이 가져다주는 장점은 모든 조직에서 바라는 바와 일치한다."
리처드 데이비슨 (위스콘신대 감성신경과학 연구소장)	뇌속결정점(brain set point for mood) 연구 낙관, 열정, 긍정; 좌측전전두피질 활성
글로리아 마크 (컴퓨터 과학자)	단절의 저주, 단절과 방해에 익숙해져 방해 없이도 스스로 단절한다.
사라 라즈라 (두뇌 연구가)	"매일 40분씩 명상한 명상가들의 대뇌피질은 일반인보다 5% 더 강하다."
아미쉬 자 (마이애미대 심리학자)	"매일 명상하는 사람은 작업 기억 능력, 주의력 등이 발달한다."
루이스 이그나로 (UCLA 의대 교수, 1998년 노벨 생리의학상)	산화질소(NO): 심혈관 질환 예방, 면역 기능 강화(난관 돌파 시 발생)
허버트 알렉산더 사이먼 (심리학자, 1978년 노벨경제학상)	"정보의 홍수는 주의력과 창의력의 고갈이라는 재앙을 불러올 것이다."
마커스 라이클 (뇌 연구자)	자기 공명 영상(Default Mode Net work), 뇌는 정신적으로 아무것도 하지 않을 때 활동이 더욱 강화된다.

허버트 벤슨 (하버드 의대 교수, 1975)	이완반응법, 현대 의학의 성웅, 집중 명상의 한 형태 제시
아론 벡 (1975)	CBT(Cognitive & Behavioral Therapies, 인지 행동치료), 구체화함
잭 콘필드 (1974)	IMS(위빠사나 명상협회) 공동 설립, 재가자 중심, 명상을 미국에 전파

람 다스 (하버드대 심리학과 교수, 1971)	『Be here now』: 힌두교와 불교 사상 혼합, 명상과 요가에 대해 기술
C. G. 융 (1930)	불교가 심리치료로 사용될 수 있으며, 인간 삶에 복지를 향상할 수 있음
헨리 데이비드 소로 (1800년대 중반)	불교와 힌두사상에 영향받음, 시민 불복종, 사티하그라하, 비폭력운동-간디와 달라이라마

명상기법의 확산

20세기에 들어서자 인류는 물질적 풍요 속에서 마음에 안정을 추구하는 AI 시대로 변화의 과정을 겪고 있습니다. 특히 마음을 치유하고자 하는 명상에 관심을 기울이게 됩니다. 그래서 마음치유를 위해 불교에서 개발한 '마음챙김' 기법을 활용하고자 하였으며, 이 부분에 대해 서양의 심리학자 및 정신의학자의 관심이 컸습니다. 이를 통해 지관명상의 명상기법이 세계로 전파되기 시작하였으며, 서양에서는 이를 체계화하는 데 노력을 기울이게 됩니다.

이런 '마음챙김' 명상에 대해 서구에서는 70년대부터 관심을 갖기 시작했으며, 80년대에는 이를 활용하기 위한 토대를 이루고, 90년대에 이의 활성화를 위한 단계에 접어들며 확산되기 시작합니다.

[그림 I-5] 마음챙김 명상기법의 확산

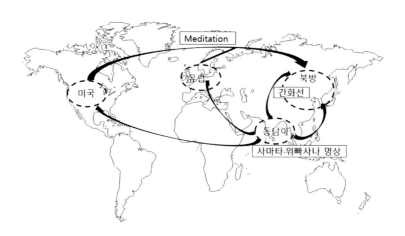

그리고 현재는 심신치유 등 다양한 분야에 '마음챙김' 명상기법을 적용하고 있습니다. 그래서 80년대 존 카밧진 박사에 의해 개발된 MBSR 등이 행동의학의 한 분야로 자리를 잡으면서 이를 의료적인 심신치유의 기법으로 활용하기 시작합니다.

이처럼 '마음챙김' 명상이 세계로 확산되고 있으며, 앞으로는 명상이 인류의 발전에 기여하는 역할이 더욱 커질 것입니다.

명상과 함께하는 미래형 인간

'마음챙김' 명상기법은, '마음에는 마음을 치유하고 계발할 수 있는 선한 기제들이 있어서, 이를 잘 계발하면 심신을 치유하고, 인류의 발전을 도모하는 데 큰 도움이 된다'라는 것입니다.

특히 서구인보다는 한국 등 동양인들이 선한 마음의 정신적인 순기능을 강조했습니다. 이것은 역사적으로 정신을 강조했던 민족 문화의 특성을 담고 있습니다. 그런데 이런 마음의 특성은 사람마다 나타나는 경향 및 특성이 다릅니다. 그래서 현 상태에서 있는 그대로 선한 마음이 강하게 나타나는 사람이 있는 반면, 마음챙김의 기제를 적극적으로 활용해야만 선한 마음이 나타나는 사람도 있습니다. 그러니 '마음챙김' 기제들을 활용한 명상을 통해 선한 마음을 활성화시켜야 합니다.

이를 통해 AI 시대인 상상력의 시대, 정신력의 시대를 대비하고, 인류의 지속적 발전을 이루어내야 합니다. 그래서 향후에는 명상을 통해 '인내심', '집중력' 및 '통찰력'을 갖춘 '미래형 인간'이 인류의 역사를 선한 길로 인도할 것입니다.

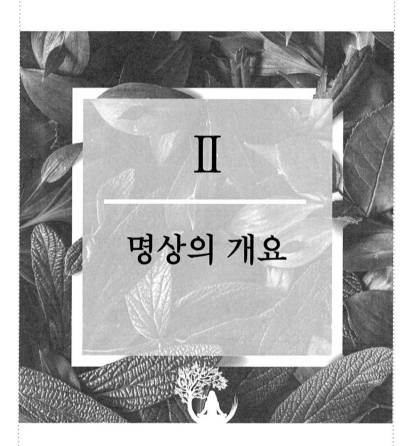

Ⅱ

명상의 개요

어린 시절 겪었던 한국 사회에서의 교육은, 외우고 암기하는 주입식 교육이었습니다. 그런데 어린 시절의 나는 여기에 적응하기를 어려워했습니다. 암기하는 것보다는 오히려 사유하고 사색하는 것을 좋아했습니다. 또한 시를 읽고, 시를 쓰며, 상상의 나래를 펼치는 것을 좋아했습니다. 그런 순간에는 온전히 내가 하는 행동에 집중할 수 있었으며, 이를 통해 머리는 맑아지고, 마음은 평온해졌습니다. 이렇게 사유하고, 사색하며, 상상의 나래를 펼칠 때의 나는 행복했습니다.

그런데 그때는 그것을 명상이라고 생각하지 않았습니다. 단순히 그 안에 있는 것이 편안하고 좋았을 뿐입니다. 지금에 와서 보면, '지금 이 순간 마음을 평온하게 유지'할 수 있다면 그것이 바로 명상인 것입니다. 그래서 고요하고 평온해지길 원하며, 행복해지길 원한다면 명상을 해야 합니다. 그러면 머리는 맑아지고, 마음은 고요하며, 심신은 평온해질 것입니다. 이처럼 명상은 모든 이의 마음을 고요하고 평온한 곳으로 인도합니다.

이때 명상에 대해 바르게 알고 이를 바르게 실천한다면 명상의 효과는 더욱 향상될 것입니다. 그래서 본장에서는 이런 명상의 개념 및 개요에 대해 살펴보겠습니다.

명상이란?

우리는 명상으로 몸과 마음을 치유하려고 합니다. 그래서 명상은 몸과 마음을 대상으로 하며, 이를 관찰하는 것입니다. 그렇기 때문에 명상은 몸과 마음에 있는 것을 찾아내는 것이지, 몸과 마음에 없는 것을 만들어내는 것이 아닙니다.

이를 통해 마음에 있는 '고요하고, 평온하며, 청정한 공간'을 찾을 수 있습니다. 이것이 명상입니다. 그래서 이를 찾는 수행자는 마음이 '고요'해지고, '평온'해지며, '대행복'을 얻게 됩니다. 이렇게 명상을 통해 마음속 청정한 곳으로 마음의 길을 들여 이를 실생활에서도 적용하고자 하는 것이 '실전명상'입니다.

(1) 명상의 의미

명상(冥想: 어두울 명, 생각할 상)은 '마음을 고요히 내려놓고 몸과 마음을 들여다본다'라는 의미입니다. 즉, '마음이 외부 대상을 쫓아가지 않고, 내부의 평온한 공간을 찾도록 하는 것'입니다. 이런 명상개념은 고대 인도의 요기행자들로부터 이어져 왔으며, 이를 바탕으로 붓다가 개발한 마음챙김과 위빠사나라고 하는 통찰의 기제들에 의해 급속한 발전을 이루게 됩니다.

또한 서양에서 활성화된 'Meditation'은 '명상'에 대한 서구적인 표현이며, 라틴어 'Mederi'에서 나왔습니다. 여기에는 '치유'라는 의미가 담겨 있습니다. 그래서 마음의 치유를 위해 '무언가에 대해 곰곰이 생각하다'라는 의미로 '조용히 눈을 감고 정신을 집중하는 행위'를 의미하기도 합니다.

또한 명상의 개념인 'Dhyana'에 대한 영문 번역어가 있으며, 이는 '마음에 산란함이 없이 하나의 대상에 전념된 상태'를 말합니다. 이는 Yoga에서 Jhana로, 이는 다시 Dhyana의 표기로 변천을 했습니다. 그리고 Jhana가 중국으로 건너가 禪那가 되었고, 이것이 禪(Seon, Zen)의 표기를 거쳐, 우리나라에서는 이를 '선수행'으로 칭하며, '간화선' 수행을 하고 있습니다.

이렇게 명상개념은 인도에서 태생한 힌두교의 요가명상과 불교명상에 의해 발전하기 시작합니다. 이것이 처음에는 사제지간 사이에서 구전되다가, 문자화를 통해 점차 주변 지역으로 확산됩니다. 그리고 20세기에 들어서자, 명상개념이 깊은 산중과 수도원에서 속세로 내려와 다른 지역으로 퍼져나가게 됩니다.

그리고 명상 스승들이 서구와 유럽을 방문하며, 각종 법회와 가르침을 펼침으로써 명상이 세계로 확산됩니다. 이를 통해 서양에서도 근대 서구문명에 대한 대안으로 동양의 종교와 명상에 대한 연구가 활발히 진행되고 있습니다.

(2) 마음챙김의 의미

명상의 기제인 'Mindfulness(마음챙김)'는 심신의 치유를 위해 '마음을 선한 마음의 기제로 가득 채운다'라는 의미입니다.

그래서 'Mindfulness'의 의미에는 현재 자신이 한 행(行)을 있는 그대로 '기억하고 살피는 것'인 마음챙김(사띠, sati)의 기제만 있는 것이 아닙니다. 여기에는 명상의 진전에 따라 다양한 선한 기제들이 포함됩니다. 그런데 이런 선한 기제에는 '마음챙김'이 포함되어 있으므로 '마음챙김으로 마음을 가득 채운다'라는 의미로도 해석할 수 있습니다. 그러나 인간 삶의 괴로움에서 벗어나려면 '마음챙김'의 기제 하나만으로는 부족합니다.

그래서 명상의 진전에 따라 '마음챙김 9기제'가 작용돼야 합니다. 여기서 '마음챙김 9기제'는 '정신작용·촉발·마음챙김·표상·삼매·집중·성찰·분명한 앎·지혜'를 말합니다.

이런 마음챙김 기제들이 명상 진전에 따라 역할을 하며 작동됩니다. 이를 통해 마음은 단계별로 고요해지고, 청정함을 증득해나갑니다. 그래서 명상훈련은 심신치유를 위해 '마음챙김 9기제'를 활용해서 마음에 선한 습관의 길을 들이는 것입니다.

[그림 Ⅱ-1] 마음챙김 기제의 구성

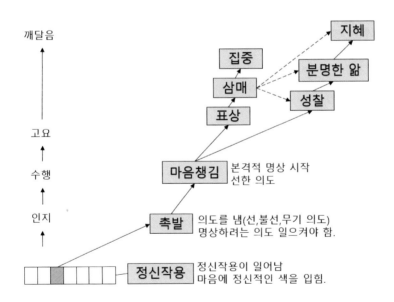

명상의 효과

(1) 마음에 선한 습관의 길을 들이게 됩니다

명상은 마음에 선한 습관의 길을 들이며, 일상생활에서도 이를 적용할 수 있도록 해줍니다. 이를 통해 마음은 평온해지며, 삶의 질은 향상됩니다. 그러니 명상을 통해 집중력과 통찰력이 길러지도록 마음에 선한 습관의 길을 들여야 합니다. 그러면 마음에 괴로움이 일어나도 선한 습관이 이를 치유할 것입니다.

(2) 일상을 살아가는 데 도움이 되는 강한 정신력이 길러집니다

호흡명상에서 '숨을 계속 봄'을 통해 보통을 넘는 끈기와 인내심이 길러집니다. 그래서 시시각각으로 흔들리던 마음도 잡아주며, 흔들리지 않는 강한 정신력이 길러집니다. 그래서 큰 소리 등 급작스러운 외부 상황 등의 변화에도 놀라지 않으며, 두려움과 무서움도 감소하고, 감정의 기복도 줄어드는 등 감정 조절이 가능하게 됩니다. 그리고 이렇게 강한 정신력은 수행자를 세상사에 흔들리지 않게 하며, 바른 정진이 가능하게 합니다.

(3) 마음의 주인이 되어 주체적이고 능동적인 삶을 살게 됩니다

눈·귀·코·혀·몸·정신의 여섯 개 문을 통해 외부 대상이 들어오면
우선 작용만 하는 마음이나, 의도 없는 수동의 마음에 의한 '수동의
행'을 하게 됩니다. 이어서 의도가 있는 촉발의 행인 '능동의 행'으
로 이어집니다. 이때 불선한 마음에 자동화·중심화·동일화(삼체화)
되면 '불선한 능동의 행'을 하게 됩니다.

그런데 이런 '불선한 능동의 행'은 사람의 마음에 괴로움을 가져
옵니다. 그래서 이때는 '주체적 능동의 행'인 명상을 통해 마음이 선
한 방향으로 가도록 해야 합니다. 그러면 이런 '능동의 행'은 수행자
를 대행복으로 인도할 것입니다.

[그림 Ⅱ-2] 육문을 통한 주체적인 능동의 삶

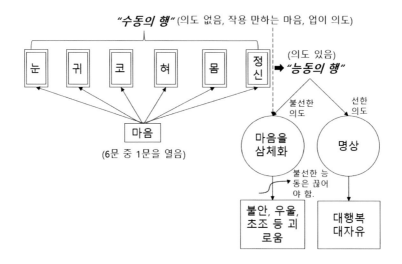

⑷ 심신을 치유하며, 심신의 균형을 유지시켜줍니다

① 신체적 질환 치유 효과

고혈압, 만성 통증, 고지혈증을 포함한 심혈관계 질환, 다발성 경화증, 유방암 환자의 수면장애, 암 환자의 면역력 증가 및 당뇨병 치유 등입니다.

② 심리적 질환 치유 효과

우울증, 불안장애, 물질 남용, 외상 후 스트레스 장애 및 분노조절 장애 치유 등입니다.

③ 정서 건강에 미치는 영향

기분조절장애, 정서 지능과 회복력 향상, 공감능력 향상, 자기인식과 자기통제능력 증진 및 긍정적 감정과 관계성 조성 등입니다.

④ 스트레스 해소

스트레스 반응도 감소, 노화 억제, 면역력 강화, 정신적 스트레스 증상 완화 및 차분함 증진 등입니다.

⑤ 뇌에 미치는 영향

집중력 강화, 창의력, 학습능력 및 기억력 향상, 마음챙김 향상 및 필요 수면시간 감소 등입니다.

⑥ 실용적 영성

고요한 마음, 정신과 마음의 정화, 근원과의 만남, 깨지지 않는 평화, 목적의식과 직관력 발달, 통찰, 지혜 및 깨달음 증득 등입니다.

⑦ 엔돌핀과 산화질소

몸의 치유에 효과적인 엔돌핀과 산화질소 등이 명상 시 나옵니다. 이는 고단계 명상에서 나오기 때문에 마음의 변화가 몸의 변화로 이어지기 위해선 시간이 필요합니다. 그래서 심각한 몸의 치료는 일차적으로 의학적인 도움을 받는 것이 좋습니다.

⑸ 괴로움의 원인인 탐·진·치의 뿌리를 제거합니다

인간은 눈·귀·코·혀·몸·정신인 '육근'이 외부 대상인 색·성·향·미·촉·법인 '육경'을 만나 여섯 개의 의식인 육식을 형성합니다.

그리고 육식을 통해 신·구·의 삼행을 '촉발'하며 인간의 삶을 살아갑니다. 이때 발생한 의도는 심층의식에 업으로 저장되고, 이는 잠재의식에 내재되어 다음 생의 원인이 됩니다. 이것이 인간이 걷고 있는 연기적이며, 순환하는 삶입니다.

이때 수행자는 괴로움을 발생시키는 탐·진·치의 뿌리를 명상으로 하나둘 제거해나갑니다. 그러면 외부에서 불선한 대상이 들어와도 마음은 괴롭지 않게 됩니다. 이렇게 수행자는 명상으로 마음·정신·의식이 청정으로 가는 순환적 삶을 살고 있습니다.

[그림 II-3] 인간의 연기적이며 순환적인 삶

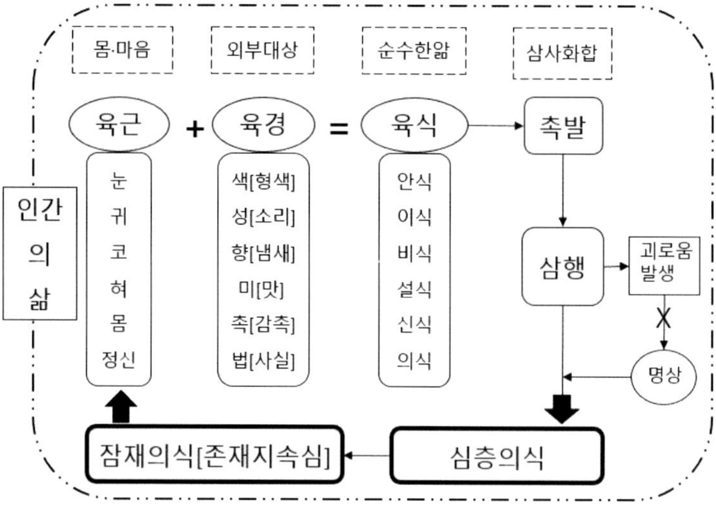

| 몸·마음 | 외부대상 | 순수한앎 | 삼사화합 |

인간의삶	육근	+	육경	=	육식	→	촉발
	눈 귀 코 혀 몸 정신		색[형색] 성[소리] 향[냄새] 미[맛] 촉[감촉] 법[사실]		안식 이식 비식 설식 신식 의식		삼행 → 괴로움발생
							명상

| 잠재의식[존재지속심] | ← | 심층의식 |

⑹ 대행복과 대자유를 증득하게 합니다

　수행자는 집중명상으로 고요함과 평온함을 얻습니다. 그리고 지혜명상으로 괴로움의 뿌리를 하나둘 제거해나갑니다. 이를 통해 수행자는 인간 삶의 괴로움에서 벗어나며, 대행복과 대자유를 향해 나아가게 됩니다.

　그런데 인간은 인생이라는 고해의 바다에서 삶을 유지하려는 강한 내적 욕구를 갖고 있습니다. 그래서 '집착'과 '갈망'이 강하게 마음에 자리를 잡고 있다가 자동화, 중심화, 동일화를 통해 나타나서는 마치 자신이 마음의 주인인 것처럼 마음 안에서 활개를 치고 돌아다닙니다. 그리고 인간의 행에 사사건건 간섭하고, 마음을 탐·진·치에 물들게 하며, 괴로움을 유발시킵니다.

그래서 수행자는 명상으로 이를 끊어줘야 합니다. 그리고 마음이 선한 방향으로 가도록 하고, 탐·진·치에 탈동일시, 탈중심화, 탈자동화하도록 해야 합니다. 이렇게 명상의 길은 대행복과 대자유를 향해 가는 마음의 주인이 되는 길입니다.

[그림 II-4] 대행복과 대자유로 가는 마음의 주인이 되는 길

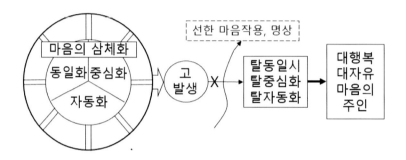

명상의 종류

어린 시절 집 앞마당을 지나가는 개미의 수를 세곤 했습니다. 한 마리, 두 마리… 수를 세다 보면 마음은 집중되고, 고요해지며, 평온해집니다. 이렇게 숫자 등의 '개념'에 '집중'함을 통해 마음이 고요해지는 것을 '집중명상'이라고 합니다.

그러나 바닥에 놓아둔 과자를 들고 지나가는 개미를 보면 다시 화가 납니다. 이때 "왜 먹이를 들고 여기를 지나가는지?", "왜 그럴까?" 등 개미의 행동에 대한 '성찰'로 개미의 실상을 '자각'하게 되면 이제는 개미를 보더라도 화가 나지 않습니다. 이렇게 삶에서 나타나는 '실제'에 대한 '성찰'과 '지혜'로 삶의 괴로움에서 벗어나는 것이 '지혜명상'입니다.

이렇게 지관명상은 집중명상과 지혜명상으로 구분됩니다. 여기서 집중명상은 지(止)인 사마타 명상이며, 지혜명상은 관(觀)인 위빠사나 명상입니다. 이를 합쳐 지관명상이라 합니다.

[그림 II-5] 지관명상의 구분

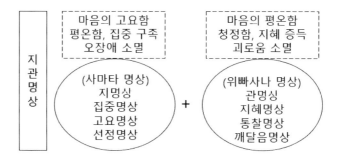

(1) 지관명상의 구분

　지관명상은 집중명상과 지혜명상을 말하며, 이는 '개념을 보느냐?', '실제를 보느냐?'로 구분할 수 있으며, '생멸을 성찰할 수 있느냐?', '생멸을 성찰할 수 없느냐?'로도 구분할 수 있습니다. 이때 명상 대상의 실상을 '성찰'할 수 있으면 지혜명상입니다.

　이처럼 집중명상은 '표상'과 '삼매'로 고요함, 평온함 및 집중을 계발하고, 지혜명상은 '성찰'과 '분명한 앎'으로 평온함, 청정함 및 지혜를 계발합니다. 이를 합쳐서 지관명상이라고 합니다.

[표 II-1] 집중명상과 지혜명상의 구분

명칭	집중 명상(사마타 명상)	지혜 명상(위빠사나 명상)
대상	개 념	실 제
생성	생각으로 만든 표상(니밋따, 이미지)을 계속 떠올린다.	몸과 마음에서 일어나는 생멸, 변화의 실상을 본다.
변화	변화가 없고, 생멸이 없다. 표상을 계속 만든다.	일어나는 것은 변화하고, 생멸한다.
진행	표상, 삼매, 선지요소의 변화	성찰, 통찰, 분명한 앎의 변화
적용 기제	정신작용, 마음챙김, 촉발, 표상, 삼매, 집중	정신작용, 마음챙김, 촉발, 성찰, 분명한 앎, 지혜
성취	고요함, 평온함, 집중	평온함, 청정함, 지혜
방법 예시	코끝에서 숨이 들고남을 보며 코끝의 한점에 집중	숨이 들고 나는 것의 생멸, 변화를 성찰하며, 통찰한다.

① 집중명상의 의미

　집중명상을 사마타(smatha) 명상인 지(止)명상이라 합니다. 여기서

Smatha는 '그친다'와 '멈춘다'라는 의미입니다. 그래서 이를 지(止)명상이라고도 합니다. 여기서 '그친다'라는 것은 '행을 멈추고, 대상을 고요히 지켜본다'라는 의미입니다. 이를 통해 마음은 고요해지고, 삼매와 선정에 들게 됩니다.

예를 들어 흙탕물이 든 컵이 있습니다. 이 컵을 가만히 놓아두면 흙은 가라앉습니다. 그러면 물은 맑아지고, 컵을 지켜보던 사람은 내부를 잘 볼 수 있게 되며, 컵은 고요하고 맑아집니다.

마음도 이와 같습니다. 마음은 지나온 세월만큼이나, 그곳에 쌓인 번뇌들로 인해 어지러우며 혼탁합니다. 그러나 마음을 한 곳에 집중하고 가만히 놓아두면 번뇌는 가라앉고, 마음은 고요하고 맑아집니다.

그러면 수행자는 이런 마음의 고요를 통해 고요함, 평온함 및 집중이라는 선한 마음의 공간을 찾을 수 있습니다. 그리고 마음이 더 맑아지면 고도의 고요함과 집중을 찾을 수 있습니다. 이렇게 집중명상을 하면 고요함, 평온함 및 집중을 얻게 됩니다.

[그림 Ⅱ-6] 집중명상의 고요함

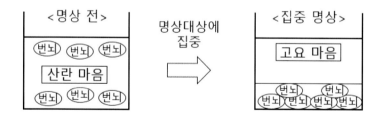

② 지혜명상의 의미

지혜명상을 위빠사나(Vipassanā) 명상인 관(觀)명상이라고 합니다.

여기서 Vipassanā는 '뛰어난 봄', '구분해서 봄'이라는 의미를 갖습니다. 그래서 이를 관(觀)명상이라고도 합니다. 여기서 '뛰어난 봄'이란 '대상을 세세히 구별해서 대상의 이면과 내면을 볼 수 있게 된다'라는 통찰의 의미를 갖고 있습니다.

이를 통해 수행자는 대상의 실상을 바르게 볼 수 있으며, 마음에 있는 번뇌를 찾아서 이의 실상을 알게 됩니다. 그러면 선한 심소들이 마음에 있는 탐·진·치를 제거하며, 번뇌는 소멸하게 됩니다. 이렇게 마음의 컵에 지혜를 넣어서 가라앉은 번뇌의 티끌까지 집어내서 이를 소멸시키는 것이 지혜명상입니다.

이처럼 집중명상을 통해 번뇌를 가라앉혀 마음이 고요하게 되더라도 외부에서 혼란스러운 대상이 들어오면 번뇌가 다시 일어나서 마음을 어지럽게 만듭니다. 이렇게 일어난 탐·진·치로 인해 마음은 괴롭게 됩니다. 그래서 지혜명상으로 마음에 있는 번뇌의 종자까지 제거해야 합니다. 이렇게 지혜명상을 하면 마음의 청정인 대행복과 대자유를 증득할 수 있습니다.

[그림 Ⅱ-7] 지혜명상의 청정함

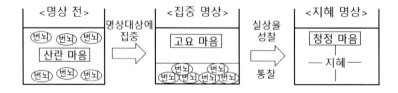

⑵ 지관명상의 분류

명상에는 집중명상과 지혜명상이 있으며, 여기서 집중명상을 다시 선처명상, 편안명상 및 선정명상으로 구분할 수 있습니다.

[그림 II-8] 명상의 분류

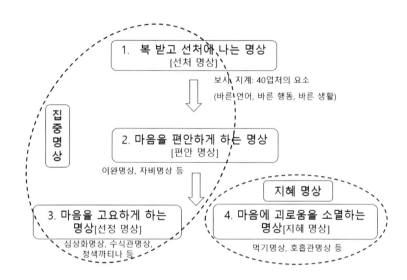

이렇게 지관명상을 선처명상, 편안명상, 선정명상 및 지혜명상의 네 종류로 분류할 수 있습니다. 먼저 선처명상은 복 받고 선처에 나는 명상이며, 이에는 바른 언어, 바른 행동 및 바른 생활을 하는 것 등이 있습니다. 둘째로 편안명상은 마음을 편안하게 하는 명상이며, 이에는 이완명상과 자비명상 등이 있습니다. 셋째로 선정명상은 마음을 고요하고 평온하게 하는 명상이며, 이에는 40여 가지의 집중명상 방법이 있습니다. 넷째로 지혜명상은 마음에 괴로움을 소멸시키는 명상이며, 이에는 중도, 사념처 및 팔정도 등이 있습니다.

이런 네 가지의 명상법에 대해 이의 특성을 표로 나타내면 다음과
같습니다.

[표 II-2] 집중명상과 지혜명상의 분류

집중명상	1. 복 받고 선처에 나는 명상 (선처명상)	보시, 지계, 인욕하라.　　　[계학] (바른 직업, 바른 말, 바른 생활)
	2. 마음을 편안하게 하는 명상 (이완명상)	이완명상, 자비관수행 등　[정학] (바른 이완)
	3. 마음을 고요하게 하는 명상 (선정명상)	40가지 업처 수행(사마타명상) (바른 집중)　　　　　　　[정학]
지혜명상	4. 마음에 괴로움을 소멸 하는 명상 (통찰명상)	사념처, 팔정도수행(위빠사나 명상) (올바른 견해, 올바른 사유) [혜학]

이렇게 명상 방법은 다양하며, 수행자의 상황이나 근기에 맞게
선택할 수 있습니다. 그래서 탐욕이 많은 사람은 '십부정, 신수념'
등의 명상을 할 수 있으며, 성냄이 많은 사람은 '사무량심, 청편·황
편·적편·백편' 등의 명상이 있고, 어리석음·사변이 많은 사람은 '들
숨 날숨에 대한 수념' 등의 명상이 있으며, 신앙심이 깊은 사람은
'불수념·법수념·승수념·계수념·신수념·고요함의 공덕에 대한 수념'
등의 명상을 합니다. 그리고 괴로움을 소멸코자 하는 사람은 신·수·
심·법의 사념처 수행 등을 합니다.

명상의 훈련 방법

명상 대상은 몸과 마음인 몸·느낌·마음·사실(身·受·心·法)입니다. 그래서 훈련 방법에는 몸을 보는 감각초점훈련, 느낌과 마음을 보는 심상화훈련, 법(사실)을 보는 성찰강화훈련 및 이를 실생활에 적용하는 현존·수용·자각훈련이 있습니다.

(1) 몸을 보는 '감각초점훈련' - ⓐ 훈련

명상을 실생활에 적용하기 위해 우선 눈·귀·코·혀·몸인 오근을 통해 들어오는 오감각을 보는 '감각초점훈련'을 합니다. 이때 감각을 만들어서 보면 이는 '개념'을 보는 '집중명상'이며, 감각의 '실제'를 보면 이는 '지혜명상'입니다.

그리고 '실제'를 볼 때도 오감으로 들어오는 대상의 감각을 있는 그대로 보며, 지·수·화·풍의 성품을 보게 됩니다. 이렇게 몸을 보는 '감각초점훈련'을 합니다.

[그림 Ⅱ-9] 감각초점훈련

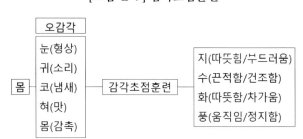

(2) 마음을 보는 '심상화훈련' - ⓑ 훈련

심상화훈련으로 마음훈련을 합니다. 이때 마음을 만들어서 보면 이는 '개념'을 보는 '집중명상'이며, 마음(G)에서 일어난 마음, 정신, 의식에 대한 '실제'를 보면 이는 '지혜명상'입니다, 그리고 '실제'를 볼 때는 일어난 마음의 실상을 있는 그대로 봅니다. 이렇게 마음을 보는 '심상화훈련'을 합니다.

[그림 Ⅱ-10] 심상화훈련

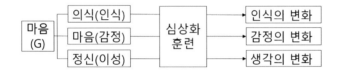

(3) 지혜를 얻기 위한 '성찰강화훈련' - ⓒ 훈련

명상 대상의 실상에 대해 '왜', '어떻게', '무엇을'이라는 '법의 조사'를 통해 대상의 실상에 대한 '성찰', '통찰' 및 '분명한 앎'으로 지혜를 얻기 위한 '성찰강화훈련'을 합니다.

[그림 Ⅱ-11] 성찰강화훈련

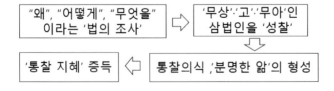

⑷ 지관명상훈련의 종합

수행자는 ⓐ 감각초점훈련, ⓑ 심상화훈련, ⓒ 성찰강화훈련(이하 ⓐ, ⓑ, ⓒ로 표기)을 통해 마음챙김 기제들을 계발합니다. 그리고 이렇게 계발된 마음챙김 기제들을 통해 심신은 고요해지며, 집중력과 통찰력은 강화됩니다.

그래서 ⓐ와 ⓑ를 통해 마음의 고요하고, 청정한 곳에 있는 '지혜의 방패'를 찾을 수 있습니다. 그리고 ⓒ를 통해 그곳에 필요한 지혜를 채워넣습니다. 그래서 '지혜의 방패'에 무엇을, 어떻게, 얼마만큼 채워넣느냐에 따라 방패의 크기나 강도 등이 달라집니다. 이렇게 수행처에서 형성된 '지혜의 방패'는 수행자의 근기에 따라 클 수도 있고, 강력할 수도 있습니다.

그래서 ⓐ와 ⓑ로 마음은 고요해지고 평온해지지만, ⓒ를 해야 '지혜의 방패'에 지혜가 장착되며, 이를 통해 세상사에 대적해서 불선을 물리치고 청정함을 유지할 수 있게 됩니다. 이렇게 수행자는 지관명상훈련을 종합적으로 하면서 '지혜의 방패'를 형성해서 이를 통해 대자유와 대행복을 유지해 나아갑니다.

[표 II-3] 지관명상훈련의 종합

훈련방법	명상방법	구분	명상 목적
감각초점훈련 심상화훈련	표상, 개념을 보면	집중명상	고요함 계발 집중력 강화
	변화, 생멸인 실제를 보면	지혜명상	청정함 계발 통찰력 강하
성찰강화훈련	성찰, 통찰, 분명한 앎		지혜,깨달음 증득

⑸ 실생활에서 현존·수용·자각의 3단계로 실천

ⓐ, ⓑ, ⓒ로 훈련했으면, 이를 통해 실생활에서는 '현존·수용·자각'할 수 있어야 합니다. 그래서 일상에서 '현존'하고, 이를 있는 그대로 '수용'하며, 실상을 '자각'할 줄 알아야 합니다.

이를 통해 수행자는 과거에 대한 후회나 미래에 대한 걱정은 하지 않으며, '현존'해야 합니다. 그리고 "아! 그렇구나", "이 또한 지나가리라!" 하며, 일어난 현상을 있는 그대로 인정하고 '수용'할 줄 알아야 합니다. 그래서 실상의 '자각'을 통해 미래를 대비해야 합니다. 이처럼 우리에게는 이미 일어난 현재보다 발전을 가져올 미래가 더 중요합니다. 그래서 "왜?", "어떻게?", "무엇이?" 등 실상에 대한 원인, 이유 및 본질 등을 '성찰'하고, '통찰'하며, 이를 '자각'해서 행동할 줄 알아야 합니다.

그러나 이를 알더라도 실천하기는 쉽지 않습니다. 그래서 수행처에서 마음챙김 9기제를 활용해서 이를 습관화하며, 이를 통해 일상에서도 3단계를 활용할 수 있는 토대를 형성해야 합니다. 이렇게 실생활에서 현존·수용·자각의 3단계로 실천합니다.

[표 Ⅱ-4] 현존·수용·자각의 3단계 명상

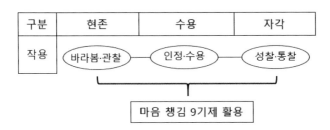

명상의 대상

명상 대상은 몸, 느낌, 마음 및 사실(법)입니다. 이렇게 심신에서 일어나는 모든 것이 대상이 될 수 있습니다. 이때 집중명상은 이들의 '개념'을 대상으로 하며, 지혜명상은 '실제'를 대상으로 합니다. 그리고 지혜명상은 몸을 관찰하는 '신념처', 느낌을 관찰하는 '수념처', 마음을 관찰하는 '심념처' 및 사실을 관찰하는 '법념처'로 '사념처명상'이 있습니다.

[그림 II-12] 지혜명상의 네 가지 관찰 대상

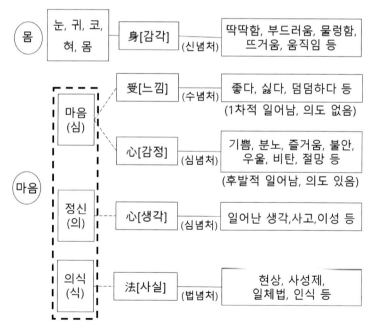

(1) 몸의 관찰 대상

신념처명상은 몸을 관찰 대상으로 합니다. 그래서 사대(지대·수대·화대·풍대), 호흡, 부정관, 몸의 32부분 등을 관찰합니다.

여기서 사대는 물질의 근본 성질이며, 더 이상 나누어도 같은 성질을 갖습니다. 지는 단단함·물렁함(견고성), 딱딱함·푹신함(푹신성), 부드러움·딱딱함(연성)이며, 수는 축축함·건조함(건조성), 응집성·분리성(접착성), 끈적임·매끈함(마찰성)입니다. 화는 뜨거움·차가움(열감), 고온성·저온성(온감)이며, 풍은 움직임·멈춤(행감), 가벼움·무거움(무게감), 빠름·느림(속도감)입니다. 이를 통해 신념처명상은 호흡이나, 몸의 감각을 관찰합니다.

(2) 마음의 관찰 대상

심념처명상은 '기쁘다, 즐겁다, 슬프다, 괴롭다' 등의 보통 단계 마음(8)과 높은 단계 마음(8)인 16개의 마음을 관찰합니다.

관찰하는 마음에는 '아는 마음', '보는 마음', '지켜보는 마음'이 있습니다. 명상을 하면 '보는 마음'이 '아는 마음' 안쪽으로 들어옵니다. 그러면 이를 통해 삶이 법 속으로 들어옵니다.

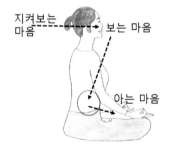

명상하는 '아는 마음', '보는 마음' 및 '지켜보는 마음'에는 번뇌가 없습니다. 그래서 명상에 진전이 있으려면 '보는 마음'과 '지켜보는 마음'의 힘을 키워야 합니다. 또한 '아는 마음'에서 '안다'는 것에도 두 가지가 있습니다.

이는 '생각으로 아는 것'과 '지혜로 아는 것'입니다. 그래서 대상을 지혜로 알게 되면 '마음챙김이 묻고', '지혜가 답'하게 됩니다. 이렇게 의식의 전면에 '마음챙김을 확립'하고 내적으로, 외적으로 대상을 관찰합니다.

또한 몸의 관찰이 능숙해지면 마음의 관찰도 능숙하게 됩니다. 이렇게 심념처명상은 마음을 관찰 대상으로 합니다.

신념처로 몸의 미세한 감각을

> 몸의 감각을 본다.(신념처)
> (미세한 감각, 거친 감각)
> ⬇
> 마음의 미세한 부분을 본다.(심념처)
> (지혜명상 1단계: 명색 구별지, 몸과 마음을 구별하는 지혜)

관찰할 수 있습니다. 그러면 이를 통해 심념처로 마음의 미세한 부분도 관찰할 수 있습니다.

(3) 느낌의 관찰 대상

수념처명상은 느낌을 관찰 대상으로 합니다. 이는 즐거운 느낌, 괴로운 느낌, 즐겁지도 괴롭지도 않은 느낌, 정신적으로 즐거운 느낌, 정신적으로 괴로운 느낌, 정신적으로 즐겁지도 괴롭지도 않은 느낌, 육체적으로 즐거운 느낌, 육체적으로 괴로운 느낌 및 육체적으로 즐겁지도 괴롭지도 않은 느낌이 있습니다.

그런데 느낌에는 의도가 없으며, 1차적으로 일어나는 그대로를 관찰하게 됩니다. 이렇게 느낌에 대해 관찰합니다.

(4) 사실(법)의 관찰 대상

법념처명상은 일체의 사실을 관찰 대상으로 합니다. 이는 '사성제, 오장애, 오온, 육처, 칠각지'입니다. 여기서 오온은 몸과 마음인 '형색·느낌·형상·형성·의식(색·수·상·행·식)'을 말합니다.

이에 대한 '성찰'로 몸과 마음에 대한 '집착'과 '갈망'은 무용하며, 이익이 없고, '괴로움'이라는 것을 통찰합니다(일체계고). 그리고 생·노·병·사하는 인간의 삶을 통해 괴로움에는 '실체가 없음'을 성찰합니다(제법무아). 그리고 성·주·괴·공하며 변하는 세상의 성찰을 통해 세상의 모든 것은 '변하는 것'이라는 무상성을 심신으로 체득합니다(제행무상). 이렇게 수행자는 '삼법인'에 대해 '성찰'합니다. 그리고 고성제·집성제·멸성제·도성제인 '사성제'에 따라 '법의 조사'를 하게 됩니다.

이처럼 수행자는 신·수·심·법인 몸·느낌·마음·사실을 관찰하며, 이를 '성찰'하고, '통찰'하면서 대행복을 증득해나갑니다.

[그림 Ⅱ-13] 네 가지 관찰명상(사념처명상)

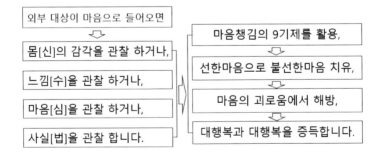

⑸ 네 가지 관찰 대상인 '사념처명상훈련'

위에서 살펴본 것처럼, 지혜명상은 '몸·느낌·마음·사실'을 대상으로 하며, 이를 '사념처명상'이라고 합니다. 이는 몸을 관찰하는 '신념처명상', 느낌을 관찰하는 '수념처명상', 마음을 관찰하는 '심념처명상' 및 사실(법)을 관찰하는 '법념처명상'입니다. 이런 사념처명상을 종합적으로 살펴보면 다음과 같습니다.

[그림 Ⅱ-14] 네 가지 관찰 대상 종합

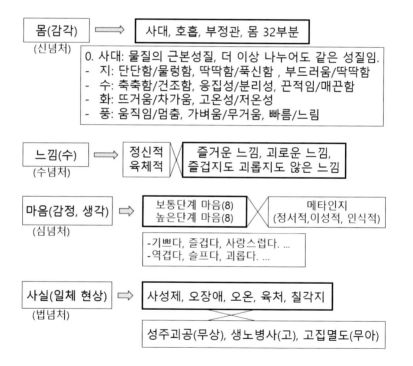

명상의 자세

마음공부를 시작하면서 고민거리가 생겼습니다. 일 년에도 수차례 한의원에서 치료를 받을 정도로 허리가 좋지 않았습니다. 잠을 자다가 허리가 아파서 119에 실려간 적도 있었습니다. 그리고 양반다리 하는 것도 어려웠습니다. 그런데 대부분의 마음공부는 의자가 아니고, 바닥에 책상을 펴고 합니다. 그리고 명상 시에는 좌선을 합니다. 이런 어려움으로 공부할 때는 다리를 펴고 하거나, 10분 정도 지나면 누워서 해야 했습니다.

이렇게 허리가 좋지 않았습니다. 그러나 한 번, 두 번 좌선을 하면서 몸의 통증을 관찰하다 보니, 이제는 좌선에 대한 어려움은 사라졌으며 허리도 튼튼해졌습니다. 그래서 처음에는 좌선이 어렵더라도 시작하는 것이 중요하며, 가급적 명상에 적합한 자세를 취하는 것이 좋습니다.

이렇듯 명상할 때도 자세는 중요합니다. 그러나 '행·주·좌·와·어·묵·동·정'이라 하듯이 어떤 자세, 어떤 시기, 어떤 장소라도 명상을 하려는 마음가짐이 더 중요합니다. 그래서 모든 것이 명상에 적합한 시기, 장소, 자세가 될 수 있습니다.

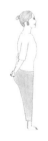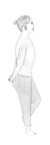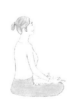

(1) 좌선의 자세

다리를 두는 모양에는 가부좌, 반가부좌 및 평좌 등이 있습니다. 이때 머리 위에 풍선을 매단 것처럼 몸을 세우고, 척추와 목은 일직선으로 해줍니다. 그리고 엉덩이는 뒤로 빼고, 허리는 앞으로 당겨서 허리를 곧게 펴줍니다. 이때 엉덩이 아래에 방석을 넣어서 엉덩이를 받쳐주면 허리를 곧게 펼 수 있습니다.

이와 같은 자세가 오래 앉아 있을 수 있고, 대상의 관찰을 잘 할 수 있으며, 수행의 진전을 가져오는 데 도움이 되는 자세입니다. 이때 입은 다물고 눈은 감는 것이 좋습니다. 혀끝을 입천장에 대면 기의 순환에 도움을 줍니다. 어깨는 바닥과 수평을 유지합니다.

그리고 몸이 바닥과의 접촉면이 많은 것이 좋습니다. 그러면 몸의 힘이 분산돼서 자세가 이완되며, 오래 앉아 있을 수 있게 됩니다. 그래서 무릎을 바닥에 대며, 무릎이 뜨면 경우에 따라 무릎 아래에 베개나 담요를 받치기도 합니다.

좌선이 어려우면 의자에 앉아서 명상할 수도 있습니다. 이때는 의자의 등받이에 등을 기대지 말고, 등을 등받이에서 떨어뜨립니다. 발바닥은 바닥에 닿게 하고, 척추는 곧게 펴며, 허벅지는 바닥과 평행하게 합니다. 이렇게 힘주지 말고, 편안하며, 견고하면서도 자연스러운 자세를 취합니다.

(2) 행선과 주선의 자세

　마하시 수행처에서는 행선과 좌선을 번갈아 합니다. 이를 통해 일상에 대한 마음챙김이 습관화되도록 합니다.

　머리는 숙이지 않습니다. 턱은 당기고, 허리는 바르게 세웁니다. 시선은 발끝에서 2m 전방에 둡니다. 눈은 반쯤 감은 상태에서 가능한 시야를 좁힙니다. 손은 흔들리지 않도록 앞이나 뒤로 모아둡니다.

　걸음은 자연스럽게 합니다. 이때 발의 동작과 마음챙김을 일치시켜야 합니다. 그리고 보폭은 평상시보다 약간 줄이는 것이 동작에 여유를 줄 수 있습니다. 이때 관찰은 발의 복숭아뼈 아래인 발바닥, 발등에서 일어나는 감각을 '마음챙김'합니다.

　주선 시에는 오랫동안 안정되고, 편안한 자세를 취할 수 있는 공간에서 하며, 동작

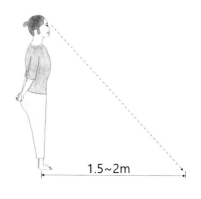

1.5~2m

과 의도에 맞춰서 자세를 취합니다. 이때 머리에서 가장 멀리 떨어져 있는 발바닥의 감각을 알아차릴 수 있다면 몸 어느 곳의 감각도 알아차릴 수 있습니다. 그래서 행선과 주선은 '마음챙김 명상'에서 중요합니다. 이를 통해 일상생활에서의 '마음챙김'이 자유롭게 됩니다.

(3) 와선의 자세

　두 팔은 좌우로 벌리며, 몸에서 주먹 2개의 거리에 손을 둡니다,

이때 손바닥은 펴서 하늘을 향하게 합니다. 목, 머리, 척추를 일직선상에 오도록 하고, 발은 어깨너비로 벌립니다. 그리고 양 발끝은 바깥 방향으로 향합니다.

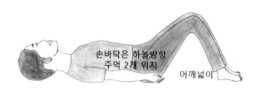

이때 졸음을 방지하기 위해 무릎을 세우고, 발바닥을 바닥에 완전히 붙일 수도 있습니다. 그러다 깜박 졸면 다리가 벌어지게 돼어 잠에서 깨어납니다. 이때 '누움, 누움', '누움, 닿음, 일어남, 사라짐' 등의 명칭을 붙이기도 합니다. 이런 와선의 상태에서 이완명상, 호흡명상 등 자신의 명상 주제를 실천합니다.

⑷ 손의 자세

손의 자세는 연꽃형, 무한형, 대지형, 하늘형 및 흐름형 등이 있습니다. 그래서 손가락을 맞닿게 하고, 연꽃 모양을 만들어주며, 손의 고리를 무한형으로 만들어주기도 합니다. 손의 위치는 발 위나 무릎 위 등에 놓습니다. 손바닥은 땅으로 향하거나 하늘로 향합니다. 그리고 손가락의 엄지와 중지를 맞닿게 하는 요가형을 취하기도 합니다. 이렇게 손의 모양이나 위치를 취할 때도 편안하고, 이완되며, 오래 취할 수 있는 자세로 합니다.

⑸ 명상 전후 마음자세와 마무리 명상

　명상 전에는 참회, 용서, 감사 및 다짐하는 마음을 갖습니다. 그리고 주제명상 후에는 다음과 같은 마무리명상을 합니다. 우선 두 팔을 수평으로 하고, 우주의 기를 머리 위로 모읍니다. 모아진 우주의 밝은 빛을 온몸에 충전합니다.

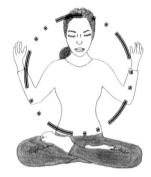

　몸에 충전된 밝은 빛을 배 부위로 모으고, 몸속에서 이를 회전합니다. 이렇게 모은 기를 확장하고, 둥근 원의 빛으로 '지혜의 방패'를 만들어, 여기에 빛의 에너지를 채웁니다. 이것을 배 부위로 다시 모으고, 이를 손으로 합치고 비벼줍니다.

　그리고 손으로 몸 전체에 빛의 기를 고르게 입힙니다. 이것을 다시 손으로 비비고, 얼굴, 온몸 및 아픈 부위 등을 두드리며 몸 곳곳에 빛의 기를 넣어줍니다. 그리고 발을 펴서 발가락을 부딪치고, 털어주며, 우주의 기를 촉발하고, 남은 탐·진·치, 번뇌 및 괴로움 등을 땅으로 털어냅니다. 그리고 다시 태어나는 자세를 취하고, 축원이나 소망문구를 해줍니다.

　이제 몸을 세워 좌우로 돌리며 남은 긴장을 풀어줍니다. 이렇게 마무리명상을 할 때는 각 동작마다 '마음챙김'을 유지하며 해줍니다. 이처럼 마음을 고요하고, 평온하게 하며, 명상을 마무리합니다.

명상의 단계

명상의 초기에는 몸과 마음에서 거부반응을 보일 것입니다. 그것은 즐거움과 쾌락을 향해 움직이던 심신을 고요함 속에 붙잡아두려 하니 심신이 거부하는 것입니다. 그래서 지계, 인욕 및 정진이 필요합니다. 이런 과정을 거치며, 점차 이들에 '현존'하고, 이를 '수용'하며, 실상을 '자각'하는 단계로 접어듭니다. 이렇게 점차 거부가 아닌 '수용하는 명상'으로 진행됩니다.

(1) 집중력이 향상되는 '수용의 단계'

우선 명상하면 '마음챙김'이 향상됩니다. 예를 들어보겠습니다. 마음에 외부 대상이 들어오면 이를 알리는 '정신작용'이 일어나며, 수행자는 명상하려는 '촉발'로 '마음챙김'합니다. 이때 마음으로 '망상', '가려움', '소리' 및 '졸음' 등이 들어옵니다.

그래도 코끝의 호흡에 집중하려는 '촉발'을 일으키며, '마음챙김'합니다. 이를 통해 집중력이 향상되면 '정신작용'을 일으킬 때부터 '마음챙김을 하게 됩니다'.

[그림 Ⅱ-15] 집중력이 향상되는 '수용의 단계'

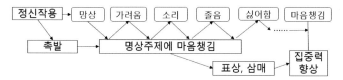

만약 도둑이 들어올 때 "도둑이야"라고 소리치면 도둑은 도망가 버리고, 들어오지 못합니다. 이렇듯 명상 시에 마음으로 망상이 들어오면 "망상~"이라고 마음속으로 외치면 망상은 들어와서 마음을 훔치려 하다가 들어오지 못하고 도망갑니다. 이렇게 '망상', '가려움', '소리' 및 '졸음' 등을 물리쳤으면 이제는 명상 주제인 호흡으로 돌아와 '마음챙김'합니다.

이처럼 평상시에는 '정신작용'의 방향성이 망상이지만, 명상이 향상되면 '마음챙김'으로 향하게 됩니다. 그리고 대상에 대한 '표상'과 '삼매'를 거치면서 '집중력'이 향상됩니다. 이와 같이 수행자는 '마음챙김·표상·삼매·집중'의 과정을 거치면서 집중력이 향상되는 '수용의 단계'로 들어갑니다.

(2) 대상의 실상에 대한 '법의 조사'로 '성찰의 단계'

명상을 통한 '마음챙김'으로 '집중력'이 향상되면 이제는 지혜명상으로 대상을 '성찰'해야 합니다. 이를 통해 괴로움이 마음에서 서서히 떨어져나가며, 괴로움은 '내'가 아니고 마음일 뿐이라는 것을 알게 됩니다. 이렇게 마음에서 일어난 것을 '내 생각'이 괴로움이라고 이름을 붙인 것일 뿐입니다.

이렇게 괴로움은 내가 만든 것입니다. 무언가 마음에 괴로움의 실체가 있어, 그것이 나오는 것이 아닙니다. 그래서 "이것은 마음이구나!", "일어나는 것이구나!"라고, '성찰'할 수 있어야 합니다. 그러면 괴로움은 자신의 실상을 드러내고 사라집니다. 이렇게 마음챙김 기제의 변화로 '성찰의 단계'로 접어듭니다.

① 실상에 대한 '법의 조사'로 '성찰'할 수 있어야 합니다

괴로움도 마음입니다. 그리고 마음의 성품은 틈만 나면 '일어나는 것'입니다. 그래서 마음이 일어날 때 이를 가만히 놓아두면 탐·진·치에 물든 '정신작용'에 의해 괴로움 쪽으로 방향을 잡을 가능성이 많습니다. 그러니 마음이 일어날 때 방향이 선한 쪽으로 가도록 명상으로 이를 습관화해야 합니다. 그래야 마음이 정신을 차리고 방향을 바르게 잡을 수 있습니다. 이처럼 마음인 잠재의식에서 대상이 일어날 때 항상 발생하는 것이 '촉·작의·수·상·사'인 '접촉·정신작용·느낌·형상·의도'입니다.

이때 '정신작용'이 불선한 방향성을 갖고 있으면 괴로움의 방향으로 가게 됩니다. 그래서 괴로움으로 마음이 가지 않으려면 '마음챙김' 기제를 활용한 명상으로 마음을 정견과 정사유의 방향으로 틀어야 합니다. 이를 통해 마음이 괴로움의 실상을 '성찰'하게 되면 괴로움은 일어나려는 자신의 힘을 더 이상 발휘하지 못하게 됩니다. 이처럼 대상의 실상에 대한 '법의 조사'를 통해 괴로운 마음을 '성찰'할 수 있어야 합니다.

[그림 Ⅱ-16] 대상의 실상에 대한 '법의 조사'로 '성찰의 단계'

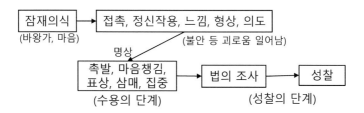

② '성찰'로 마음이 선한 방향으로 방향을 잡게 됩니다

인간은 몸과 마음으로 구성되며, 이들은 '마음작용'으로 연결됩니다. 아래 그림에서 A는 괴로움이 감소하는 방향이고, B는 괴로움이 증가하는 방향입니다. 이때 대상에 대한 '법의 조사'로 괴로움의 실상에 대한 '성찰의 단계'에 접어듭니다.

이를 통해 수행자는 '선심소'인 '선한 마음작용'은 증장시키고, '불선심소'인 '불선한 마음작용'은 소멸시키게 됩니다. 이처럼 실상에 대한 '성찰'로 마음은 선한 방향으로 방향을 잡게 됩니다.

[그림 Ⅱ-17] '마음작용'을 통한 마음의 방향성

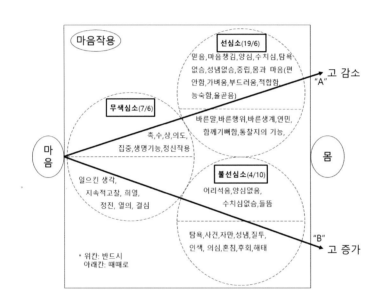

③ 괴로움을 형상화하며, 이의 실체를 '성찰'합니다

수행자는 마음에서 일어나는 괴로움의 형상을 심상화하며, 이를 '성찰'합니다. 그런데 이는 수행자마다 다르게 나타납니다.

이때 괴로움을 심상화할 수 없다면 이완명상, 자비명상 등으로 마음을 먼저 고요하게 다스려야 합니다. 왜냐하면 괴로움은 연속성이 있어서 비슷한 조건이 되면 반복적으로 발생하기 때문입니다. 그래서 괴로움이 심하면 먼저 마음을 고요히 다스린 후에 괴로움을 형상화하며, 이의 실상을 '성찰'해나갑니다.

[그림 Ⅱ-18] 괴로운 마음의 형상화(예시)

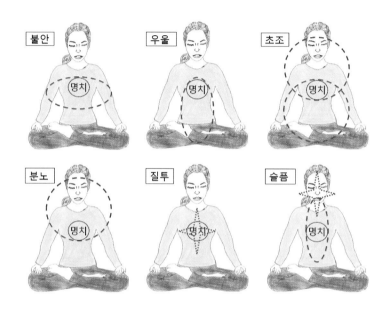

⑶ 통찰과 분명한 앎이 향상되는 '통찰의 단계'

이렇게 집중명상으로 집중력이 향상되며, 지혜명상으로 삶의 본질을 '성찰'해서 괴로움은 소멸의 길을 갑니다. 그러면 마음은 불선이 아닌 선한 쪽으로 방향을 잡습니다. 그래서 마음이 망상을 일으키는 탐·진·치의 방향에서 '성찰'과 '통찰'을 거쳐 '분명한 앎'의 방향인 '통찰의 단계'로 이동합니다.

이처럼 지혜명상을 하면 불선한 마음에서 지혜 쪽으로 마음의 방향이 변하며, '성찰'과 '통찰력'이 향상됩니다. 이렇게 수행자는 '통찰'과 '분명한 앎'이 향상되는 '통찰의 단계'로 나아갑니다.

[그림 Ⅱ-19] 통찰과 분명한 앎이 향상되는 '통찰의 단계'

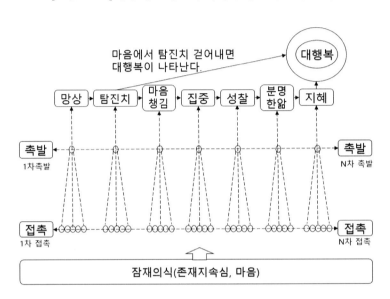

⑷ 탐·진·치가 줄어드는 '지혜의 단계'

'범부'는 마음이 일어날 때 망상을 일으키고, 이어서 일어나는 마음에서도 망상을 일으킵니다. 그러나 '선인'은 마음이 일어날 때 망상이 일어나도, 이어지는 마음(촉발)에서는 선한 마음인 '마음챙김'을 일으킵니다. 그리고 '성자'는 마음이 일어나는 '정신작용'에서부터 선한 마음인 '마음챙김'이 일어납니다.

이렇게 명상을 통해 '범부'의 마음에서 탐·진·치의 뿌리가 소멸되는 '성자'의 단계로 들어갑니다. 그래서 수행자는 괴로움을 증장시키는 일반 범부의 삶에서 괴로움을 감소시키는 '선인'을 거쳐, 괴로움이 소멸되는 '지혜의 단계'에 들게 됩니다. 이렇게 마음에서 탐·진·치가 줄어드는 '지혜의 단계'로 들어갑니다.

[표 II-5] 탐·진·치가 줄어드는 '지혜의 단계'

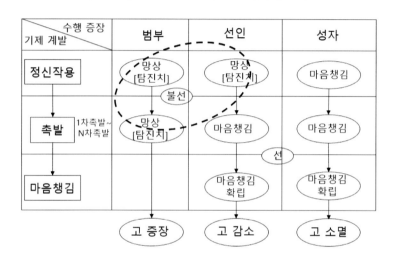

(5) 청정한 '지혜의 방패'를 활용하는 단계

집중명상으로 고요함에 들면 괴로움에서 벗어납니다. 그러나 여기서 나와 일상생활로 돌아가면 다시 괴로움에 싸이게 됩니다. 그래서 수행자는 일상생활에서도 괴로움에서 벗어날 수 있는 단계를 성취하려고 합니다.

그래서 최상의 정진력으로 명상정진합니다. 이를 통해 수행자는

'통찰의식'의 전면에 '지혜의 방패'를 형성하게 됩니다. 그러면 일상에서도 정견을 행할 수 있습니다. 그래서 '지혜의 방패'를 갖춘 수행자는 일상생활에서도 괴로움에 들지 않습니다.

이렇게 '지혜의 방패'는 마음을 '고요하고, 평온하며, 청정한 공간'에 있게 합니다. 그러니 수행자는 괴로움에 들지도 않고, 괴로움을 만들어내지도 않습니다. 이렇게 수행자는 실생활에서도 청정한 '지혜의 방패'를 활용하는 단계에 들게 됩니다.

[그림 Ⅱ-20] 수행자의 청정한 '지혜의 방패'

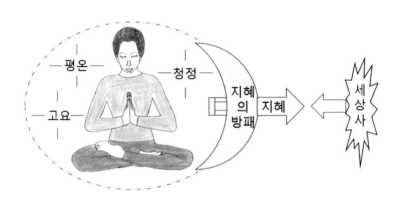

⑹ '삼법인' 장착

대상의 실상을 '성찰'하고, '통찰'함으로써 '통찰의식'이 형성되며, 여기에 '삼법인' 등의 통찰지혜가 채워지면 '통찰의식'의 전면에 '지혜의 방패'가 형성됩니다. 이렇게 수행자는 '지혜의 방패'에 '삼법인'을 장착해서 청정의 길로 나아갑니다.

'지혜의 방패'에 장착하는 '삼법인(삼특상)'에는 '일체계고', '제행무상', '제법무아'가 있습니다.

① 일체계고

'일체계고'는 인간이 하는 전도몽상의 행은 괴로움의 원인이며, 괴로움이라는 것입니다. 그래서 괴로움을 가져오는 행뿐만이 아니라 즐거우려고 하는 행도 그것이 '집착'과 '갈망'을 가져온다면 즐거움도 괴로움의 원인이 됩니다. 그래서 '집착'과 '갈망'을 낳게 하는 '일체의 행은 괴로움'이라는 것입니다.

② 제행무상

'제행무상'은 세상의 모든 행은 변한다는 것입니다. 행복도 괴로움도 영원하지 않습니다. 이렇게 세상에 변하지 않고 영원히 지속되는 것은 어떤 것도 없습니다. 그렇기 때문에 실로 세상은 무상한 것입니다. 그래서 '제행은 무상한 것'입니다.

③ 제법무아

'제법무아'는 세상의 모든 것은 고정된 실체가 있는 것이 아니라는 것입니다. 그래서 '나'라고 하는 영원불멸의 존재가 있는 것도 아니며, 단지 원인과 조건의 만남에 의한 일시적인 무더기들의 조합만 있을 뿐입니다. 이렇듯 세상의 어떤 것도 영원히 지속되는 것은 없습니다. 그래서 '제법은 무아'인 것입니다.

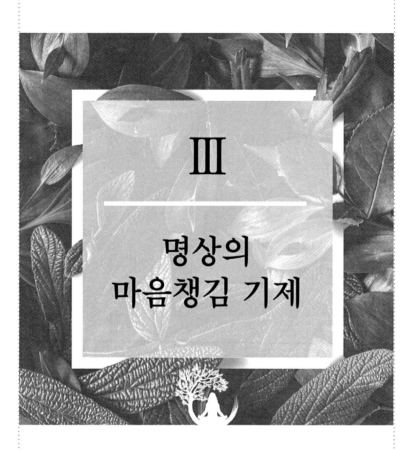

III

명상의
마음챙김 기제

국내외에 있는 수행처에서 지난 수십년간 수행을 하면서 다양한 명상을 접했습니다. 그런데 이들 수행처에서는 수행처마다 가르치는 명상이 달랐습니다. 그래서 어떤 명상은 가슴에 파묻히도록 다가와 심신을 변화시키고, 어떤 명상은 흘러가는 강물처럼 지나갑니다. 그러나 어떤 명상이든지 그것이 선법을 바탕으로 한 명상이라면 이는 수행자의 명상 길에 도움을 줍니다. 그래서 이렇게 다양한 명상을 접하다 보면 마음에 있던 많은 괴로움들이 사라져가는 것을 느낄 수 있습니다.

　이처럼 국내외에는 많은 수행처가 있습니다. 그리고 이들 수행처마다 다양한 명상에 대해 알려주고 있습니다. 그래서 수행자는 우선 자신의 명상 목적을 정하고, 이에 맞는 명상을 선택해서 자신의 목적지를 향해 나아가야 합니다. 이를 위해서 수행자는 자신이 선택할 명상에 대해 알아야 합니다. 이렇게 자신이 선택할 명상에 대해 듣고, 배우며, 익힌다면 수행자는 자신의 명상 목표에 더욱 효과적으로 다가갈 수 있을 것입니다.

　여기서 말하는 명상 기제는 명상 시에 활용하는 기제들을 말합니다. 서양에서는 이를 'Mindfulness'라고 하며, 우리는 이를 마음챙김이라고 번역합니다. 그런데 마음챙김 명상의 기제에는 '마음챙김'을 포함한 9가지의 기제가 있습니다. 그래서 본장에서는 이런 마음챙김의 9기제에 대해 살펴보고자 합니다.

마음챙김 기제의 종류

마음챙김 명상에는 '정신작용·촉발·마음챙김·표상·삼매·집중·성찰·
분명한 앎·지혜'의 9기제가 있습니다. 그래서 수행자는 명상 목표에
도달하기 위해 이들을 활용할 줄 알아야 합니다.

[그림 Ⅲ-1] 마음챙김 명상의 9기제

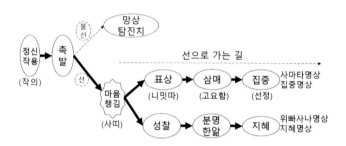

　인간의 마음은 항상 일을 하고 있습니다. 그리고 여기에는 3가지
의 방향이 있습니다. 이는 '망상(탐·진·치)의 방향', '고요함(집중)의 방
향' 및 '청정함(지혜)의 방향'입니다. 그래서 수행자의 마음이 망상에
있지 않다면 그의 마음은 '고요함'이나, '청정함'에 있을 것입니다.
그래서 마음의 방향을 잘 잡아야 합니다.
　이를 위해 수행자는 자신이 지금 무슨 행을 하는지 알면서 행해
야 하며, 마음이 불선의 방향으로 가고 있다면 이를 선한 방향으로
돌려줘야 합니다. 이것이 '마음챙김 기제'의 역할이며, 이를 통해 수
행자는 '선으로 가는 길'을 갈 수 있게 됩니다.

마음챙김 기제의 역할

지금 어떤 명상을 하고 계신가요? 사경, 독경, 염송, 절하기, 목탁 치기, 호흡관찰 및 마음관찰 등 자신의 명상 주제에 맞춰 명상을 하고 있을 것입니다. 그러나 그것이 단순히 글쓰기 향상이나 듣기 향상, 혹은 건강운동은 아니었는지 생각해봐야 합니다. 그것이 명상이 되려면 '마음챙김 기제'를 활용할 줄 알아야 합니다. 이런 '마음챙김 기제' 대해 살펴보겠습니다.

(1) '정신작용'과 '촉발'의 의미

'정신작용'은 마음이 일어날 때마다 일을 하기 때문에 마음이 일어나는 만큼 매 순간 무수히 발생합니다. 그리고 이 중에서 행을 하려는 의도가 있을 때는 '촉발'이 발생합니다. 이렇게 '정신작용'과 '촉발'로 인해 인간의 신·구·의 삼행은 시작됩니다.

① '정신작용'의 의미

'정신작용(manasikāra, 작의)'은 이전에 '지은 업'에 의해 자동으로 발생하는 '마음작용'입니다. 그래서 마음이 일어나면 어김없이 일어나서 여기에 '정신적인 색'을 입힙니다.

이렇게 '정신작용'은 잠재의식에서 일어나는 모든 마음에 '정신적인 색'을 입힙니다. 이때 '정신작용'이 어떤 색을 입힐지는 사람마다 갖고 있는 정신체계에 따라 다릅니다. 이런 '정신작용'은 선도 아니고, 불선도 아닌 무기의 마음작용입니다.

그런데 최초로 발생하는 '정신작용'은 마음의 삼체화로 인해 불선한 쪽으로 방향을 잡을 가능성이 많습니다. 그래서 '정신작용'이 발생할 때 마음이 불선한 방향으로 가지 않도록 정신을 선하게 만들어놓아야 합니다. 이렇게 마음이 일어나면 '정신작용'은 항상 발생하며, 일어나는 마음에 '정신적인 색'을 입힙니다.

② '촉발'의 의미

마음에서 발생한 수많은 '정신작용' 중에서 '촉발(puṭṭha)'을 통해 '의도(cetāna)'가 발생하면 인간의 삼행을 하게 됩니다.

그런데 이때의 의도가 선하면 선한 행을 하게 되고, 악하면 불선한 행을 하게 되며, 무기면 작용만 하는 행을 하게 됩니다. 그러니 '촉발'의 의도가 명상하려는 의도나 선한 행을 하려는 의도로 일어나도록 해야 합니다. 이렇게 '촉발'을 통한 의도에 의해 삼행은 시작됩니다.

③ '정신작용'과 '촉발'의 작용

이렇게 '정신작용'과 '촉발'은 인간이 삶을 살아나갈 수 있는 근본 토대를 이룹니다. 이를 통해 인간은 몸·입·정신으로 삼행을 지으며, 삶을 살아나갑니다. 그래서 '정신작용'이 일어날 때 1차 의도에 의한 1차 '촉발', 2차 의도에 의한 2차 '촉발' 등을 계속 일으키면서 삶이 끝날 때까지 삼행을 이어갑니다. 따라서 '촉발'이 일어날 때 선한 의도가 일어나도록 해야 합니다.

'거실 안의 꽃병'으로 살펴보는 '촉발'작용의 예시입니다. 집 밖에서 집 안의 거실로 들어오면 거실에 있는 수많은 상이 눈에 맺힙니다. 이것은 눈을 통해 들어온 것을 '정신작용'이 '정신적인 색'을 입헸기 때문입니다. 이를 통해 자신만의 색으로 세상을 바라보게 됩니다.

그중에서 책상 위에 있는 꽃병을 인식한 것은 우리가 책상 위에 있는 것을 알려는 의도를 일으켰기 때문입니다(촉발). 이때 비로소 책상 위에 꽃병이 있다는 것을 인식하게 됩니다. 그전까지는 책상 위에 꽃병이 있다는 것을 알아채지 못합니다. 이렇게 대상에 '정신적인 색'을 입히는 것이 '정신작용'이며, 이를 받아서 '의도가 있는 행'을 하는 것은 '촉발'입니다.

이렇게 2차 '촉발', 3차 '촉발'…N차 '촉발'을 일으키며, 인간은 자신만의 삶을 살아나갑니다.

[표 Ⅲ-1] 삶에서 '촉발'이 순차적으로 일어남

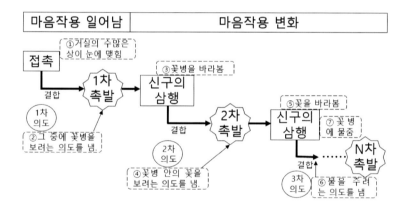

이와 같이 '정신작용'과 '촉발'로 삼행이 시작됩니다. 인간은 '눈·귀·코·혀·몸·정신'(육근)이 외부 대상인 '색·성·향·미·촉·법'(육경)과 만나 인식하는 '안식·이식·비식·설식·신식·의식'(육식)을 형성합니다. 이를 삼사화합이라고 하며, 이때 우리는 접촉했다고 말합니다. 이를 통해 '안촉, 이촉, 비촉, 설촉, 신촉 및 의촉'(육촉)이 형성됩니다. 그러면 이렇게 일어난 접촉에 '정신작용'이 '정신적인 색'을 입혀 인식이 가능하도록 합니다.

이런 '정신작용'은 1초에도 1,200번이나 발생합니다. 그리고 이렇게 발생한 수많은 '정신작용' 중에서 '촉발'이 의도를 일으켜서 하나의 행을 하도록 합니다. 이를 통해 인간은 계속해서 신·구·의 삼행을 하며 삶을 살아나갈 수 있습니다.

그런데 이때 '정신'에 탐·진·치인 불선이 있으면 '정신작용'이 불선의 방향성을 갖게 되고, 선이 있으면 선의 방향성을 갖게 됩니다. 이렇게 '정신작용'과 '촉발'로 삼행은 시작됩니다.

[그림 Ⅲ-2] '정신작용'과 '촉발'로 삼행의 발생

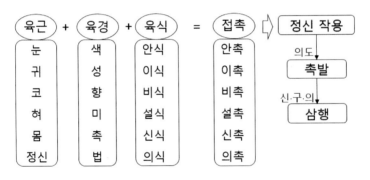

이처럼 '정신작용'과 '촉발'은 방향성이 있습니다. 마음은 1초에도 1,200번 생멸합니다. 이에 맞춰서 '정신작용'도 매 순간 무수히 많은 일을 합니다. 그런데 '정신작용'은 다음에 일어나는 마음에 '방향성'을 갖게 합니다. 이를 통해 하나의 '정신작용'을 선택해서 의도가 있는 '촉발'이 일어나게 됩니다.

만약 정신에서 발생한 여러 '정신작용' 중에서 '차의 경적'이라는 '정신작용'에 마음이 '촉발'했으며, '정신작용'의 방향성이 불선한 방향성이라고 가정해봅니다. 그러면 마음은 '촉발'로 다음과 같이 불선한 방향으로 순식간에 진행될 수 있습니다.

"갑자기 차에 끼어들면 어떡해? 슬퍼! 경적까지 시끄럽게 울리고 있어? 기분 나빠! 쫓아가서 앙갚음할까? 화가 나! 저 사람은 악인일 거야! 분노가 치솟아! 사람들이 비웃겠지? 너무 창피해! 이런 인생은 헤쳐나갈 수 없어! 그럴 바에는 죽는 게 나아! 여기 있는 약을 먹고 죽어버릴까? 그래, 그게 가장 나아!"

이렇게 '정신작용'과 '촉발'은 순식간에 일어나며, 자신도 인식하지 못하는 사이에 극단의 행을 선택할 수도 있습니다.

[그림 Ⅲ-3] '정신작용'으로 인한 '촉발'의 방향성

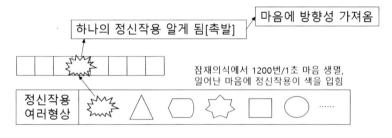

이것이 마음입니다. 그러니 '차의 경적'이라는 '정신작용'이 툭 하고 일어나도 '분노'하려는 마음을 앞세우지 말고, '마음챙김'을 통해 마음에 평정심을 찾아야 합니다. 그래서 '정신작용'을 통해 불선을 앞세우는 분노가 일어나면 이를 가라앉히려는 '마음챙김 명상'에 '촉발'을 일으켜야 합니다.

그래서 "분노가 일어났네, 명상해야지", "슬픔이 일어났네, 명상해야지", "짜증이 일어났네, 명상해야지"라고, 명상하려는 '촉발'을 수시로 일으켜야 합니다. 그러면 '정신작용'의 방향성이 점차 선하

게 되며, 이를 통해 괴로움이 일어나는 횟수도 줄어들 것입니다.

이렇게 평상시에 인간은 전도몽상의 '허상'인 망상을 만들어서 탐·진·치의 방향으로 마음을 빠지게 합니다. 그래서 '마음챙김'으로 마음의 방향을 선한 쪽으로 잡아야 합니다. 이를 위해 수행자는 '개념의 상'에 집중하는 집중명상을 하거나, 실제의 '실상'을 성찰하려는 지혜명상을 하게 됩니다. 그러면 '정신작용'과 '촉발'의 방향성이 선한 쪽으로 바뀌게 됩니다.

[그림 Ⅲ-4] '촉발'로 인한 '명상'의 방향성

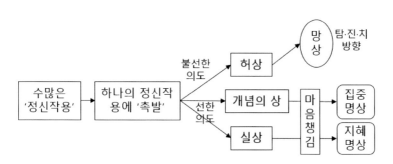

(2) '마음챙김'과 '성찰'의 의미

마음챙김 명상에서는 '마음챙김'이 핵심기제입니다. 그래서 '마음챙김'으로 명상은 시작되고, '마음챙김의 확립'으로 명상의 목적지에 도달할 수 있게 됩니다.

① '마음챙김'의 의미
'마음챙김(사띠, sati)'에는 대상을 '기억하고, 살핀다'라는 의미가 있습니다. 이것은 지금 하고 있는 행을 '있는 그대로 바르게 기억하는 것'을 말합니다. 그러나 우리는 일상의 바쁨으로 인해 자신이 무슨 행을 하는지도 모르면서 행을 하고 있습니다.

그러면 여기서부터 문제가 발생합니다. 이런 행은 대부분 자신의 마음에 괴로움을 남기기 때문입니다. 따라서 '마음챙김'으로 자신이 무슨 행을 하는지 바르게 알고, 이를 통해 바른 행을 하도록 해야 합니다. 그래서 불선한 행은 바로잡고, 선행은 증장시켜야 합니다. 이렇게 '마음챙김'으로 명상은 시작됩니다.

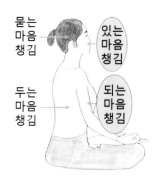

이런 '마음챙김'에는 '두는 마음챙김', '묻는 마음챙김', '있는 마음챙김' 및 '되는 마음챙김'이 있습니다. 이때 '두는 마음챙김'은 '마음챙김'의 단계, '묻는 마음챙김'은 '성찰'의 단계입니다. 그리고 '있는 마음챙김'은 '분명한 앎'의 단계이며, '되는 마음챙김'은 '지혜'의 단계에서 작용합니다. 그런데 '두는 마음챙김'과 '묻는 마음챙김'은 힘의 연속성이 약합니다. 그래서 이들은 자꾸만 도망다닙니다. 그래서 마음은 개소리에 끌려다니고, 마라에도 끌려다닙니다. 그런데 항상하는 마음챙김인 '있는 마음챙김'이 되면 이는 마음에 힘이 들어가지 않으면서도 강합니다. 그래서 '있는 마음챙김'은 보려 하지 않아도 의도가 다가오고, 행이 다가오기 때문에 힘이 들어가지 않으면서도 강하게 작용합니다.

그리고 지혜가 성숙되면 '되는 마음챙김'이 형성됩니다. 그러면 수행자는 의식의 전면에 '지혜의 방패'를 장착하게 되며, 이를 통해 괴로움에서 벗어나 자유자재한 삶을 살 수 있습니다. 이렇게 '마음챙김'의 확립은 괴로운 마음에 치유약이 됩니다.

그리고 명상 시에 '마음챙김'은 마음의 '레이다' 역할을 하며, 전방

부대의 '보초병'과 같습니다. 그래서 보초병은 근무를 서면서 조그만 소리에도 정신을 바짝 차리고, 그것이 적군인지, 아군인지, 동물인지, 철책을 끊는 소리인지 알아차려야 합니다. 그리고 위험을 감지하면 전투태세를 취하고, 이를 치유해야 합니다.

이렇게 자신이 지금 하고 있는 행이 무엇인지 마음챙김해야, 이를 통해 불선을 치유할 수도 있고 선을 키울 수도 있습니다. 이처럼 '마음챙김'은 명상의 중요한 핵심기제입니다.

매 순간 자신이 무슨 행을 하는지 알면서 행해야 합니다!

그리고 '마음챙김'을 통해 바른 행을 해야 합니다!

이것이 마음의 주인으로 사는 길입니다!

이렇게 '마음챙김'으로 대상의 실상을 볼 수 있습니다. 명상입문 초기에는 '마음챙김'이 잘 유지되지 않습니다. 그러나 명상이 진전되면 '마음챙김'이 잘 유지되며, 명상 대상을 더 세분화해서 볼 수 있게 됩니다. 이를 통해 몸과 마음의 미세한 부분까지도 관찰할 수 있게 됩니다.

그래서 '두는 마음챙김'이 '묻는 마음챙김'이 되며, 이것이 '있는 마음챙김'이 되고, 이는 또 '되는 마음챙김'이 되어, 이를 통해 '분명한 앎'과 '지혜'를 얻을 수 있게 됩니다.

이렇게 '마음챙김'에 가속도가 붙게 되면, '마음챙김'이 저절로 '마음챙김'하며, '지혜'가 '지혜'를 놓치지 않게 됩니다. 이것이 앎을 놓치지 않는 '마음챙김'이며, '되는 마음챙김'입니다.

또한 '마음챙김'은 바른 기억에 마음을 두는 기능이 있습니다. 그래서 이를 통해 대상에 '집중'할 수도 있고, '성찰'할 수도 있습니다. 이처럼 눈으로는 모양과 색깔인 형색을 볼 수 있지만 마음의 눈인 '마음챙김'으로는 대상의 실상을 볼 수 있습니다.

[그림 III-5] 마음챙김 대상의 변화 과정

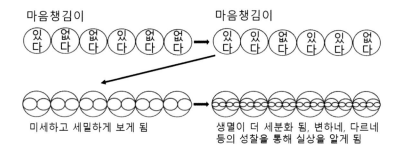

마음챙김이
있다 / 없다 / 없다 / 있다 / 없다 / 없다

마음챙김이
있다 / 있다 / 없다 / 있다 / 있다 / 없다

미세하고 세밀하게 보게 됨

생멸이 더 세분화 됨, 변하네, 다르네 등의 성찰을 통해 실상을 알게 됨

② '성찰'의 의미

'성찰(sammasati)'로 명상 대상의 실상을 '법의 조사'할 수 있습니다. 그래서 "왜?", "어떻게?", "무엇이?"라고, 끊임없이 '법의 조사'를 합니다. 이렇게 대상의 실상에 대해 계속해서 살피고, 조사하다 보면 대상의 삼특상을 스스로 알게 되고, 자각하게 됩니다. 이렇게 감각에 대한 실상을 '법의 조사'합니다.

"왜 일어나지?", "왜 여기에 있지?", "왜 마음이 끌려다니지?", "왜 고요하지?", "어떻게 일어나지?", "어떻게 사라지지?", "어떻게 변하지?", "무엇이 일어나지?", "무엇이 다르지?" 등 일어나는 감각에 '법의 조사'를 합니다.

이와 같이 감각에 대한 '법의 조사'를 통해 괴로움의 원인, 이유 및 본질 등을 자각하게 됩니다. 그러면 대상의 실상은 더 이상 괴로움으로 다가오지 않습니다.

그리고 감정에 대한 '성찰'에서도 감정을 확산시키지 말고, 일어난 감정을 있는 그대로 바라보는 '법의 조사'가 필요합니다.

"왜 마음이 쑤시는지?", "왜 찌르는지?", "왜 들뜨게 하는지?", "어떻게 부드러운지?", "어떻게 평온한지?", "이것이 무엇인지?" 등 일어나는 감정에 '법의 조사'를 합니다.

이처럼 '성찰'을 통해 명상 대상을 쪼개고, 분쇄하며, 나누어서, 세분화해서 볼 수 있어야 합니다. 그래서 수행자는 계속적인 분석과 의심을 통해 '법의 조사'를 하며, '성찰'을 이어갑니다.

③ '성찰'을 통한 지혜명상

명상 대상은 몸과 마음인 몸·느낌·마음·사실(신·수·심·법)입니다. 이들 4요소에 대한 실상을 '성찰'하면서 통찰력을 길러나갑니다. 그래서 '마음챙김'으로 현재 자신이 한 행을 살펴보았다면 이제는 이를 통해 "아! 이걸 했더니 마음이 괴롭네, 다음에는 이것은 그만하고, 선행을 해야지!"라며, 대상에 대한 올바른 방향을 '성찰'할 수 있어야 합니다.

이렇게 몸에 일어난 '감각의 변화'와 마음에 일어난 '마음의 변화'를 성찰해가며, 몸과 마음에 대한 '법의 조사'를 계속해나갑니다. 또한 명상 후에 이를 다시 '성찰'하는 '반조'도 중요합니다. 이렇게 자신이 경험한 것을 '반조'해보고, 이를 다음 행의 토대로 삼아야 합니다. 이를 통해 '마음챙김'과 '성찰'의 힘에 가속도가 붙게 되며, 지혜명상은 시작됩니다.

[표 Ⅲ-2] 마음챙김을 통한 성찰 과정

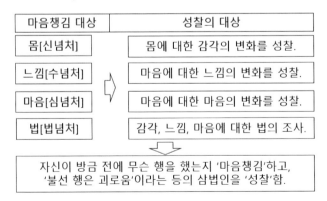

마음챙김 대상	성찰의 대상
몸[신념처]	몸에 대한 감각의 변화를 성찰.
느낌[수념처]	마음에 대한 느낌의 변화를 성찰.
마음[심념처]	마음에 대한 마음의 변화를 성찰.
법[법념처]	감각, 느낌, 마음에 대한 법의 조사.

자신이 방금 전에 무슨 행을 했는지 '마음챙김'하고, '불선 행은 괴로움'이라는 등의 삼법인을 '성찰'함.

이처럼 '마음챙김'과 '성찰'작용으로 지혜명상은 시작됩니다.

명상을 시작한 초기에는 '마음챙김'이 잘 유지되지 않습니다. 그래도 '마음챙김'과 '성찰'을 통해 지혜명상을 꾸준히 해야 합니다. 그래서 '성찰'로 '분명한 앎'이 발생하면 이때는 '있는 마음챙김'이 형성됩니다. 그러면 이는 마음 깊숙이 있는 '청정한 마음'에 항상 빨대를 꽂고 있는 것과 같습니다.

그래서 '마음챙김'은 일어나는 마음과 지혜를 바로 연결하며, 이때는 일어나는 마음에서부터 지혜의 행을 할 수 있게 됩니다. 이렇게 '마음챙김'과 '성찰'작용으로 지혜명상은 시작됩니다.

[그림 III-6] 한국과 동남아의 명상에서 성찰 작용

	성찰 ⇩	
간화선 (한국)	대의심, 화두	수십만 개의 화두 중 스승으로 부터 전수받은 화두로 끊임 없이 수행 정진하며, 성찰한다.
		이 뭣고?, 나는 어디서 왔는가?, 몸을 끌고 다니는 것은? 나는 누구인가? 나의 본래 마음은? 등
지혜 명상 (동남아)	사념처 (법념처)	실제인 생멸을 성찰한다.
		쪼개고, 쪼개서 들여다 보니 – '무아'이더라
		차이점과 다른 점을 들여다 보니 – '무상'이더라
		원인을 끊임 없이 들여다 보니 – '고'이더라

⇩

분명한 앎과 지혜를 증득하게 됨.

한국과 동남아의 명상에서는 실상에 대한 '법의 조사'를 중시합니다. 그리고 서양에서는 이런 '성찰'의 영역을 확대해서, 개념에 대한 '성찰'을 통해 이를 심신치유에 활용하고자 하지만 궁극적으로는 실

상에 대한 '법의 조사'를 해야 합니다.

그래서 '법의 조사'를 통해 대상의 실상에 조사하는 마음이 붙어야 합니다. 그러면 마음은 가라앉습니다. 그러나 우리에게는 떨어지는 번뇌의 나뭇잎보다 달려 있는 번뇌의 나뭇잎이 더 많습니다. 그래서 '법의 조사'를 통한 '성찰'로 번뇌의 나뭇잎을 뭉텅이로 제거해야 마음에는 '분명한 앎'이 생성됩니다.

[그림 Ⅲ-7] 서구명상과 불교명상에서 성찰 작용

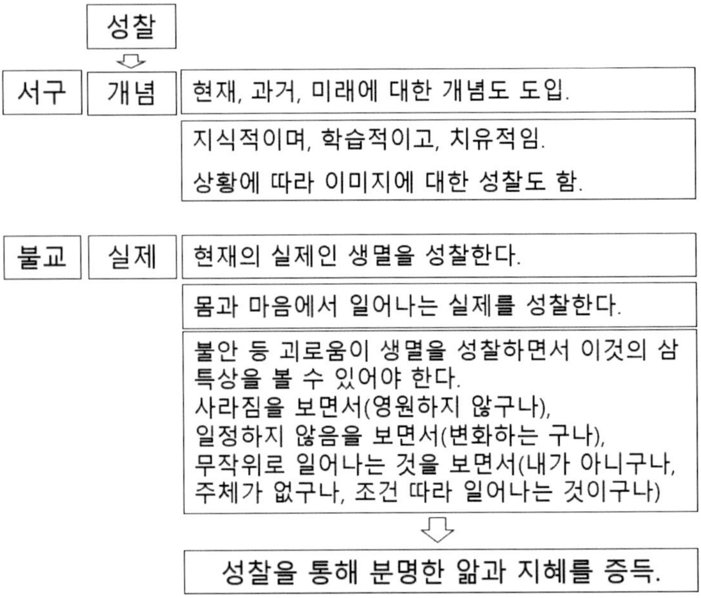

성찰		
서구	개념	현재, 과거, 미래에 대한 개념도 도입.
		지식적이며, 학습적이고, 치유적임.
		상황에 따라 이미지에 대한 성찰도 함.

불교	실제	현재의 실제인 생멸을 성찰한다.
		몸과 마음에서 일어나는 실제를 성찰한다.
		불안 등 괴로움이 생멸을 성찰하면서 이것의 삼특상을 볼 수 있어야 한다. 사라짐을 보면서(영원하지 않구나), 일정하지 않음을 보면서(변화하는 구나), 무작위로 일어나는 것을 보면서(내가 아니구나, 주체가 없구나, 조건 따라 일어나는 것이구나)

성찰을 통해 분명한 앎과 지혜를 증득.

(3) '표상'과 '삼매'의 의미

마음에 고요와 집중을 얻으려면 집중명상을 해야 합니다. 이를 통해 마음에 '표상'을 띄우고, 이에 집중하면 '삼매'에 들어, 고요함과 집중력을 얻을 수 있습니다.

① '표상'의 의미

'표상(nimitta, 니밋따, 이미지)'을 통해 집중명상을 시작할 수 있습니다. 그래서 수행자는 마음에 하나의 '표상'을 만들어서 이것에 마음을 '집중'합니다. 이를 통해 '준비표상·익힌표상·닮은표상'을 단계적으로 얻게 되며, 집중명상은 시작됩니다.

이때 '준비표상'에서는 대상에 대한 이미지가 마음에 나타납니다. 그리고 '익힌표상'에서는 목화솜이나, 하얀 구름 등으로 이미지가 변합니다. 이를 통해 '닮은표상'에서는 빛나며 반짝이는 순수한 빛의 이미지가 나타나며, 본삼매의 고요함에 들게 됩니다.

[그림 Ⅲ-8] 표상(니밋따)의 변화

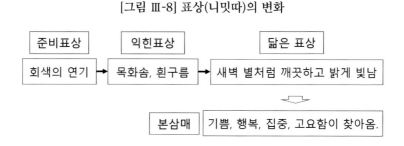

② '삼매(고요함)'의 의미

'삼매(samādhi)'는 '마음을 한군데로 유지하는 집중과 고요한 경지'를 의미합니다. 그래서 수행자는 명상으로 '표상'이 변하며, 이를 통해 마음은 '예비삼매·근접삼매·본삼매'의 고요함 속으로 빠져들게 됩니다. 이렇게 본삼매에 들면서 선정의 9단계를 단계별로 구족하게 됩니다.

이때 '예비삼매'에서 수행대상에 집중하게 되며, 마음은 고요해지기 시작합니다. 그리고 '근접삼매'에서 순수한 빛 등이 나타나며, 오장애가 사라지고, 고요해집니다. 그리고 '본삼매'에 들게 되면 기쁨, 행복, 집중, 고요함 등의 선지 요소들을 구비하게 되고, 초선에서 구선까지 순차적으로 고요함을 얻게 됩니다.

이렇게 수행자는 집중 수행을 통한 '표상'과 '삼매'의 작용으로 초선에서 상수멸정까지 단계별로 선정의 고요함과 집중력을 얻게 됩니다.

[표 Ⅲ-3] 집중명상을 통한 표상과 삼매의 단계

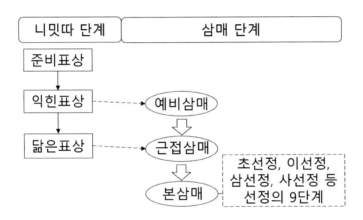

(4) '집중'의 의미

'집중(samatha)'은 '고요함에 머물다'라는 의미가 있으며, 이를 통해 선정(jhana)의 고요함을 얻게 됩니다. 그리고 집중으로 표현한 'samatha'를 한역에서는 '멈춘다', '그친다'라는 의미의 지(止)라고 해석합니다. 그래서 지(止)명상이라고도 합니다.

이처럼 집중명상은 마음에 '표상'을 띄우고, 여기에 집중함으로

써 '삼매'와 선정의 고요함을 얻는 명상을 말합니다. 이때 활용하는 명상 기제는 '정신작용', '촉발', '마음챙김', '표상', '삼매' 및 '집중'의 6기제가 있습니다.

그리고 집중명상을 통해 수행자는 '일으킨 생각, 지속적 고찰, 기쁨, 행복, 집중'이라는 선정의 선지 요소를 얻게 되며, 선정의 9단계에 단계적으로 들게 됩니다.

이런 집중명상의 단계에는 색계선정의 사단계와 무색계선정의 사단계, 그리고 상수멸정까지 9단계의 선정단계가 있습니다. 그래서 수행자는 집중명상으로 색계사선에서 상수멸정까지 최상의 고요함, 평온함 및 집중력을 얻을 수 있습니다.

[그림 Ⅲ-9] 집중명상을 통한 선정의 9단계

집중명상		<색계 사선>		<무색계 사선>		상수멸정
선정의 고요함 (9단계)	⇨	사선정 삼선정 이선정 초선정	⇨	비상비비상처정 무소유처정 식무변처정 공무변처정	⇨	

(5) '분명한 앎'의 의미

'분명한 앎(sampajañña)'은 대상의 실상을 '바르게 분명히 아는 것'을 말합니다. 이를 통해 의식이 '통찰의식'으로 변하게 됩니다. 그런데 일상에서 나타나는 번뇌는 총알을 탄 것과 같습니다. 그래서 번뇌는 순식간에 앞서서 뛰쳐나가기 때문에 이를 알아차린다는 것은 쉽지 않습니다. 그러나 항상하는 '있는 마음챙김'이 마음에 형성되면 번뇌를 통제할 수 있습니다. 이를 통해 '분명한 앎'이 의식의 전면에 형성됩니다.

이렇게 '있는 마음챙김'으로 대상을 보게 되면 앎이 앞의 대상에서 나와서 대상을 다시 보게 됩니다. 그래서 대상을 확인하고, 또 확인하는 과정에서 대상의 실상에 대한 '분명한 앎'이 생성됩니다. 그리고 이런 '분명한 앎'을 통해 '통찰의식'이 의식의 전면에 자리를 잡게 됩니다. 그러면 이를 통해 수행자는 관찰한 것을 바르게 볼 수 있고, 본 것을 확실히 보며, 알게 된 것을 분명히 알게 됩니다.

이것은 닭이 품은 알에서 21일이 지나면 병아리가 알을 깨고, 어둠에서 깨어나 환한 세상을 보는 것과 같습니다. 이렇게 수행자는 '분명한 앎'을 통해 어둠을 뚫고, 환한 세상을 볼 수 있게 됩니다. 그래서 '분명한 앎'에는 의심이 있지 않습니다.

이와 같이 명상 대상을 쪼개고, 분쇄하며, 나누어서, 세분화하는 등의 '성찰'로 대상의 실상에 대한 '분명한 앎'이 생성됩니다. 그리고 '분명한 앎'을 통해 의식의 전면에 '통찰의식'이 형성됩니다. 이렇게 마음은 지혜의 영역으로 들어갑니다.

(6) '지혜'의 의미

'지혜(paññā)'는 '완전한 지혜'이며, '최상의 지혜'인 '깨달음의 지혜'를 말합니다. 이런 '지혜'는 모든 법을 포용하는 종합선물세트이며, 압축파일과 같습니다. 그래서 '지혜'로 보면 대상의 실상을 종합적으로 볼 수 있습니다. 그러면 어떤 상황에서도 정견과 정사유를 행할 수 있습니다. 그래서 밥 한 그릇에서도 원인, 조건, 결과, 본질, 실상 등을 알 수 있습니다.

이렇게 '지혜'를 활용하면 칠각지와 팔정도의 요소들이 종합적으로 작용하며, 계학·정학·혜학인 삼학을 통해 압축파일이 풀리는 것처럼 대상을 풀어서 볼 수 있습니다. 그래야 지혜의 수레바퀴가 잘 굴러가서 지혜로운 삶을 살 수 있습니다.

이를 통해 수행자는 계청정·심청정·혜청정을 구비하게 되고, '통찰의식'의 전면에 형성된 '지혜의 방패'를 활용해서 세상사를 헤쳐 나갈 수 있게 됩니다. 이처럼 수행자는 '지혜의 수레바퀴'를 통해 의식의 전면에 '지혜의 방패'를 형성합니다.

[그림 Ⅲ-10] '지혜의 수레바퀴'와 '지혜의 방패'

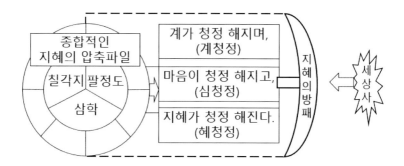

마음챙김 기제의 활용

수행자는 집중명상으로 고요함과 집중력을 얻습니다. 그리고 지혜 명상으로 마음의 청정함과 지혜를 얻습니다. 이렇게 '집중'과 '지혜'를 얻기 위해 수행자는 마음챙김 9기제를 활용합니다.

(1) 집중명상에 '마음챙김 6기제'의 활용

수행자는 집중명상을 하려고 마음에서 '마음챙김'을 일으킵니다. 이때는 '개념'인 '표상'에 계속 집중하는 것이 중요합니다. 그래서 코끝의 한점에 '표상'을 떠워 이를 계속 유지합니다. 그러자 마음에 '익힌표상'인 흰 구름이나 목화솜 등이 나타납니다. 그리고 이것은 '닮은표상'인 밝은 빛 등으로 변합니다.

이를 통해 고요와 집중을 가져다주는 '근접삼매'와 '본삼매'가 시작됩니다. 그리고 '본삼매'에서는 단계별로 9단계까지 '선정'의 고요함을 얻을 수 있습니다. 이처럼 집중명상은 '정신작용·촉발·마음챙김·표상·삼매·집중'의 6기제를 활용합니다.

[표 III-4] 집중의 '마음챙김 6기제' 활용

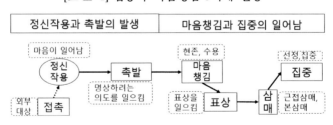

(2) 지혜명상에 '마음챙김 6기제'의 활용

수행자는 "선정의 고요함에 있으면 마음이 괴롭지 않은데, 선정에서 나오면 왜 다시 괴로워질까?"라는 의문을 갖습니다. 그래서 "나는 이런 괴로움에서 완전히 벗어나야겠다"라는 다짐을 하며, 지혜명상을 합니다. 이때는 명상 대상의 실상을 계속 '성찰'하는 것이 중요합니다.

그래서 명상 대상에 대해 "왜?", "어떻게?", "무엇이?"라고 꾸준히 '성찰'하며, 통찰력을 키워나갑니다. 그리고 '분명한 앎'을 통해 실상에 대한 삼특상을 깨달음으로 체화합니다.

그래서 수행자는 '모든 것은 변하며, 괴로움이고, 괴로움에는 주체가 없다'라는 진리의 '삼법인'을 심신으로 체화하며, '사성제'를 통해 '지혜'를 증득하는 길을 향해 나아갑니다. 이처럼 지혜명상은 '정신작용·촉발·마음챙김·성찰·분명한 앎·지혜'의 6기제를 활용해서 의식의 전면에 '지혜의 방패'를 형성해나갑니다.

[그림 III-11] 지혜의 '마음챙김 6기제' 활용

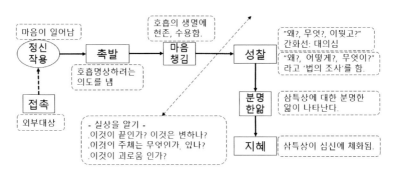

(3) 명상을 통한 마음챙김 9기제의 작용

집중명상과 지혜명상에 마음챙김 9기제를 활용합니다. 이에 대해 수행자가 집 안의 거실로 들어올 때의 예를 들겠습니다.

밖에 있다 거실로 들어오니, 거실의 많은 대상이 눈에 들어옵니다(정신작용). 그중에서 의도를 내서, 꽃병의 꽃을 보려 합니다(촉발). 그래서 꽃을 있는 그대로 기억하고,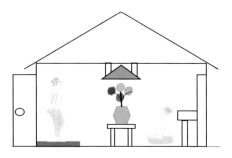

이를 살핍니다(마음챙김). 이어서 마음에 꽃의 '개념'인 이미지를 만들어(표상) 여기에 계속 마음챙김하자, 꽃의 이미지가 솜털, 빛 등으로 변합니다. 그러자 마음은 점차 고요해지며, 오장애가 없는 근접삼매를 거쳐 본삼매에 듭니다(삼매). 이를 통해 기쁨, 행복 및 고요함 등을 얻게 되며, 계속 정진하면 기쁨과 행복 등 선지 요소들의 변화를 통해 최상의 고요함, 선정 및 집중을 얻게 됩니다(집중).

그리고 꽃에서 일어나는 감각, 감정 등의 '실제'를 관찰하고, 이것의 실상을 성찰합니다(성찰). 이어서 꽃의 실상인 삼특상에 대한 분명한 앎이 형성되며(분명한 앎), 이를 통해 꽃뿐만이 아니라 모든 대상에 대한 삼특상을 깨달음으로 체화하니, 괴로울 것이 없게 됩니다(지혜). 이를 증득한 수행자는 지혜의 행을 하며, 괴로움이 소멸된 청정하고 지혜로운 삶을 살게 됩니다.

이와 같이 명상 시에는 마음챙김 9기제가 작용합니다. 마음에 대상이 나타나면 '정신작용'이 여기에 정신적인 색을 입혀 대상을 알 수 있게 합니다. 이때 수행자는 명상하려는 '촉발'을 일으키며, '마음챙김'합니다. 이때 집중명상은 대상에 '표상'을 띄우고, '삼매'에 들며, 고요함과 '집중'을 얻습니다. 그리고 지혜명상은 '마음챙김'하며, 대상의 실상에 대한 '성찰'로 '분명한 앎'을 얻으며, 심신으로 이를 체화한 '지혜'를 증득합니다.

[표 Ⅲ-5] 명상을 통한 마음챙김 9기제의 작용

	9기제의 작용	기제 작용 예(거실 꽃병의 꽃)
정신 작용	마음으로 들어온 외부대상에 대해 다양한 정신작용이 일어남.	밖에 있다가 거실로 들어오니, 거실의 많은 대상이 눈에 들어옴
촉발	떠오른 대상 중 한 대상에 행을 하려는 의도를 냄.	그 중에 의도를 내어 꽃을 보려 함.
마음 챙김	촉발한 대상을 있는 그대로 기억하고, 살핌.	꽃을 있는 그대로 기억하고, 이를 살핌.
표상	촉발한 대상에 표상(니밋따, 이미지)을 띄움	꽃에 표상을 만들어, 이를 계속 주시하자, 솜털, 빛 등이 나타남.
삼매	표상을 있는 그대로 기억하고, 살핌을 통해 고요함을 얻음.	표상이 삼매로 변하며, 기쁨, 행복, 고요함을 얻음.
집중	삼매를 통해 최상의 고요함과 집중력을 얻어 선정에 듬.	기쁨, 행복 등 선지요소의 변화로 최상의 고요함과 집중력을 얻음.
성찰	대상의 실상인 삼특상을 법의 조사를 통해 성찰함.	꽃에서 일어나는 감각, 감정 등의 삼특상을 관찰하고, 실상을 성찰함.
분명 한앎	대상의 실상인 삼특상에 대한 분명한 앎을 형성하게 됨.	꽃의 실상인 삼특상에 대한 분명한 앎을 형성하게 됨.
지혜	마음에 종성의 변화를 통해 의식이 통찰지혜로 변해 깨달음을 증득하고, '지혜의 방패'가 형성 됨.	꽃 뿐 만이 아니고, 모든 대상에 대한 삼특상을 깨달음으로 체화하게 되니 괴로울 것이 없게 됨.

3단계 명상의 활용

수행처에서 마음챙김 9기제를 훈련하는 목적은 일상생활에서도 '현존·수용·자각'하는 3단계로 행을 하기 위해서입니다. 이를 통해 수행자는 대행복으로 향하는 길을 가게 됩니다.

(1) '마음챙김 9기제'로 인한 마음의 선한 변화

일상생활에서 '정신작용'이 불선한 방향성을 갖고 있으면 이로 인해 불선한 의도가 일어납니다. 그러면 이를 통해 신행·구행·의행으로 불선한 행을 하게 되며, 이때 발생한 탐·진·치로 인해 마음에는 괴로움이 발생합니다.

그래서 이를 제어하기 위해 마음챙김 9기제를 활용합니다. 이것이 계·정·혜 '삼학의 길'이며, '팔정도의 길'입니다. 이렇게 마음챙김 9기제의 작용으로 마음에는 선한 변화가 일어납니다.

[그림 III-12] 마음챙김 기제를 활용한 바른길

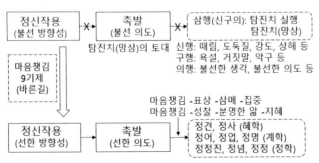

⑵ '마음챙김 9기제'와 '3단계 명상'은 밀접한 관계

수행자는 마음챙김 9기제와 연계해서 마음에 '현존·수용·자각'하는 3단계 명상을 훈련할 수 있습니다. 그래서 마음챙김 9기제인 '정신작용, 촉발'을 통해 현재에 '현존'할 수 있게 됩니다. 그리고 '마음챙김, 표상, 삼매, 집중'을 통해 현재 일어난 현상을 있는 그대로 '수용'할 수 있게 됩니다. 또한 '성찰, 분명한 앎, 지혜'를 통해 명상 대상의 실상을 '자각'할 수 있게 됩니다.

여기서 3단계 명상은 마음을 현재에 두는 것이며(현존), 대상의 실제를 있는 그대로 받아들이는 것이고(수용), 대상의 실상인 삼특상을 지혜로 체화하는 것(자각)을 말합니다.

이를 통해 '현존·수용'으로는 고요와 집중이 길러지고, '자각'으로는 청정과 지혜가 길러집니다. 이렇게 3단계 명상과 마음챙김 9기제를 통해 수행자는 집중명상과 지혜명상을 하게 됩니다.

이와 같이 수행자는 마음챙김 9기제를 활용해서 3단계 명상이 마음에 형성됐다면 이제는 이를 활용해서 실생활에도 '현존·수용·자각'할 수 있어야 합니다. 이렇게 마음챙김 9기제와 3단계 명상은 밀접한 관계가 있습니다.

[표 Ⅲ-6] 3단계 명상과 마음챙김 9기제의 관계

구분	현존	수용	자각	
수행 기제 작용		고요·평온·집중	평온·청정함·지혜	
	정신작용 촉발	마음챙김 표상 삼매·집중		집중 명상
		마음챙김	성찰·분명한 앎·지혜	지혜 명상

⑶ '3단계 명상'을 일상생활에서 활용

마음챙김 9기제를 활용해서 3단계 명상훈련을 했다면 이제는 '3 단계 명상'을 일상생활에서도 활용할 수 있어야 합니다.

여기서 '현존'은 마음이 미래에 대한 걱정·갈망·집착이나 과거에 대한 후회·갈망·집착으로 가지 않고 마음이 현재에 있는 것을 말합니다. 그래서 수행자는 마음이 과거나 미래에 끌려다니며 괴로워하지 말고, 현재의 삶에 충실해야 합니다.

그리고 '수용'은 일어난 대상의 실상을 있는 그대로 인정하고, 이를 수용할 수 있는 것을 말합니다. 그러면 수행자는 탐·진·치에 끌려다니는 삶이 아니라 고요함과 평온함 속에 있게 됩니다.

또한 자신이 하는 행에 대해 '자각'할 수 있어야 합니다. 그러면 수행자는 대상의 실상에 대한 '성찰'로 정견과 정사유인 지혜를 갖추게 되며, 이를 통해 '마음의 청정', '정신의 밝음' 및 '의식의 괴로움 소멸'로 마음을 청정하게 할 수 있습니다.

[표 Ⅲ-7] 마음챙김 9기제를 활용한 '현존·수용·자각'의 길

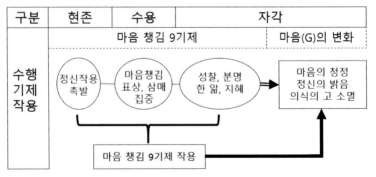

⑷ 3단계 명상으로 '지혜의 방패'를 강화

　수행자와 범부의 차이는 마음의 활용에 있습니다. 지금 이 순간 마음을 어떻게 활용하느냐에 따라 수행자가 될 수도 있고 탐·진·치에 휘둘리는 범부가 될 수도 있습니다. 그래서 범부가 지혜를 닦겠다고 마음을 먹고, 이를 실천하는 순간부터 범부는 성자를 향한 길로 나아갑니다. 이를 통해 수행자는 의식의 전면에 '지혜의 방패'가 자리를 잡게 됩니다. 그리고 이것이 크든, 작든 의식의 전면에 장착된 '지혜의 방패'로 삶을 살아갑니다.

　그러니 실생활에서도 '현존·수용·자각'의 3단계를 활용합니다. 그래서 "지금 이 순간에 있기를~", "지금 이 순간에 존재하기를~"이라며, 현재에 '현존'합니다. 그리고 "그렇구나!", "이 또한 지나가리라!"라며, 일어난 대상을 인정하고, '수용'합니다.

　또한 명상 대상에 대해 "왜?", "어떻게?", "무엇이?"라고 성찰하며, "나를 포함한 모든 존재들이 행복하기를~"이라는 실제의 실상을 자각합니다. 이것이 삼법인의 핵심이며, 나만 행복해서는 진정한 행복이 형성되질 않습니다. 운전도 나만 잘한다고 해서 안전이 보장되지는 않습니다. 그래서 나뿐만이 아니고, 삼계의 모든 존재들이 행복할 수 있는 대행복의 길을 가야 합니다.

　이처럼 3단계 명상을 통해 크기와 강도가 다르더라도 '지혜의 방패'가 의식의 전면에 자리를 잡게 됩니다. 이렇게 3단계로 '지혜의 방패'를 강화하고, 유지해야 합니다.

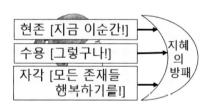

명상시트 작성의 예

마음에 불선한 힘이 강하면 괴로움이 찾아옵니다. 그래서 수행자는 명상으로 불선한 마음은 약화시키고, 선한 마음은 증장시키려고 합니다. 이를 위해 수행자는 명상의 전·후에 경험한 내용들을 명상시트에 작성합니다. 그리고 이를 활용해서 수행자는 명상하고, 마스터와 인터뷰하며, 정진해나갑니다.

그래서 여기서는 '마음챙김 기제'를 활용한 구체적인 명상 방법과 이에 대한 명상시트의 작성 예시를 살펴보고자 합니다.

[표 III-8] 마음챙김 9기제에 대한 시트 작성 예시

구분	내용
정신작용(作意)	정신작용으로 '일어난 생각이나 마음'을 작성
촉발(触發)	명상하려는 '의도' 등 일어난 행을 작성
마음챙김(注視)	명상 대상에 '현존'하며, '수용'하려는 것을 작성
표상(表象)	명상 대상의 '이미지'를 띄워 여기에 집중. 이미지가 점차 솜털, 흰 구름, 빛 등으로 변함 작성
삼매(三昧)	이미지가 점차 순수한 빛으로 변하며, 마음이 점차 '고요'해지고, '평온'해짐을 작성
집중(集中)	마음이 선정에 들어 고요해지고, 평온해짐을 작성
성찰(省察)	제행(모든 조건 지어진 현상)의 실상을 성찰하고, '법의 조사'하는 내용을 작성
분명한 앎(正知)	제행의 '삼특상'을 분명하게 알게 됨을 작성
지혜(智慧)	제행의 실상을 지속적으로 '자각'하며, 집착과 갈망이 없고, 삼특상이 '깨달음'으로 체화되며, 지혜가 증득되는 것을 작성

(1) 명상시트 작성 방법

① '바디스캔 이완명상'을 합니다 - ⓐ 훈련

구분	내용
명상 방법	몸을 바디스캔하며, 몸을 관찰하고, 몸을 이완합니다.
명상 내용	머리, 목을 마음챙김하며, 일어나는 감각을 살핌
	어깨, 팔에 마음챙김하며, 일어나는 감각을 살핌
	가슴, 배에 마음챙김하며, 일어나는 감각을 살핌
	다리, 등에 마음챙김하며, 일어나는 감각을 살핌
	몸 전체에 마음챙김하며, 일어나는 감각을 살핌
발생현상	몸의 각 부분에서 일어난 감각들을 적습니다. (따뜻함·부드러움, 끈적함·건조함, 따뜻함·차가움, 움직임·정지감) 기타 경험한 특이현상(생각, 감정 등)을 적습니다.

② '심상화명상'을 합니다 - ⓑ 훈련

구분	내용
명상 방법	몸의 감각을 알아차리며, 호수에 대한 심상화를 해보고, 호숫가를 상상합니다.
명상 내용	감각초점훈련: 팔과 몸에 접하는 감각 알아차리기
	심상화훈련: 호수를 마음에 띄워보고, 일어나는 감정 관찰해보기
	상상 훈련: 따뜻한 해변에 편안하게 누워 있는 상상을 해보고, 일어나는 감정 관찰해보기
발생현상	명상 중 몸에 발생한 감각들을 적습니다. (따뜻함·부드러움, 끈적함·건조함, 따뜻함·차가움, 움직임·정지감) 기타 경험한 특이현상(생각, 감정 등)을 적습니다.

③ '아우토겐 이완명상'을 합니다. - ⓐ 훈련

구분	내용
명상 방법	몸을 바디스캔하며, 몸을 관찰하고, 이완합니다.
명상 내용	정신작용: 명상에 대한 생각, 마음이 일어남
	촉발: 이완명상을 하려는 의도를 냄
	마음챙김: 신체 각 부분에 현존하며, 이를 수용함
	집중: 신체 각 부분을 표상하며, 고요를 얻음
발생현상	몸의 각 부분에서 일어난 감각들을 적습니다. (따뜻함·부드러움, 끈적함·건조함, 따뜻함·차가움, 움직임·정지감) 기타 경험한 특이현상(생각, 감정 등)을 적습니다.

④ '청까시나 명상'을 합니다 - ⓑ 훈련

구분	내용
명상 방법	마음에 청까시나를 만들고, 이것에 마음을 집중합니다.
명상 내용	정신작용: 명상에 대한 생각이나 마음이 일어남
	촉발: 청까시나에 집중하려는 의도를 냄
	마음챙김: 청까시나에 현존하며, 이를 수용함
	집중: 청까시나에 표상하며, 고요를 얻음
발생현상	명상 중 경험한 특이현상(생각, 감정 등)을 적습니다.

⑤ '소망만트라 명상'을 합니다 - ⓑ 훈련

구분	내용
명상 방법	"나는 건강하다", "나는 행복하다", "나는 편안하다" 등의 소망만트라를 마음속으로 합니다.
명상 내용	정신작용: 명상에 대한 생각이나 마음이 일어남. ③ 집의 난로불이 생각남 ⑥ 낮에 보았던 친구가 떠오름
	촉발: ①④⑦ 소망만트라를 하려는 의도를 냄
	마음챙김: ②⑤⑧ 소망만트라에 현존하며, 이를 수용
	집중: ⑨ 하얀 구름, 목화솜, 빛 등의 표상이 나타남. - 예비삼매(수행 대상), 근접삼매(하얀 구름, 목화솜, 빛 등) - 본삼매(기쁨, 행복, 집중, 고요함 등)
발생현상	기타 경험한 특이현상(생각, 감정 등)을 적습니다. - 생각: 망상, 번뇌 등 - 감정: 기쁨, 즐거움, 사랑, 슬픔, 비탄, 고통 등

⑥ '자비소망명상'을 합니다 - ⓑ 훈련

구분	내용
명상 방법	"○○이 행복하기를", "○○이 건강하기를", "○○이 평온하기를" 등 자비소망 문구를 마음속으로 합니다.
명상 내용	정신작용: 명상에 대한 생각이나 마음이 일어남
	촉발: 자비소망 문구를 하려는 의도를 냄
	마음챙김: 자비문구에 현존하며, 이를 수용함
	집중: 자비문구에 표상하며, 고요를 얻음
발생현상	기타 경험한 특이현상(생각, 감정 등)을 적습니다.

⑦ '호흡명상(코끝)'을 합니다 - ⓐ 훈련

구분	내용
명상 방법	호흡이 들고 나가는 코끝에 마음을 집중합니다.
명상 내용	정신작용: 명상에 대한 생각이나 마음이 일어남
	촉발: 코끝의 호흡에 집중하려는 의도를 냄
	마음챙김: 코끝의 호흡에 현존하며, 이를 수용함
	집중: 코끝의 호흡에 표상하며, 고요를 얻음
발생현상	명상 중 몸에 발생한 감각들을 적습니다. 명상 중 경험한 특이현상(생각, 감정 등)을 적습니다.

⑧ '호흡명상(수식관)'을 합니다 - ⓐ 훈련

구분	내용
명상 방법	호흡의 일어남과 사라짐을 관찰하며, 여기에 숫자를 붙입니다.
명상 내용	정신작용: 명상에 대한 생각이나 마음이 일어남
	촉발: 호흡의 일어남 사라짐에 집중하며, 여기에 숫자를 붙이려는 의도를 냄
	마음챙김: 숫자 붙이는 호흡에 현존하고, 이를 수용함
	집중: 호흡에 숫자를 붙이자, 호흡에 전차 집중할 수 있으며, 호흡에 집중력이 좋아짐
발생현상	명상 중 경험한 특이현상(생각, 감정 등)을 적습니다.

⑨ '성자수념명상'을 합니다 - ⓑ 훈련

구분	내용
명상 방법	성자(부처님, 예수님, 성모마리아님 등) 상호를 간절히 염하며, 일어나는 감각을 관찰합니다.
명상 내용	정신작용: 명상에 대한 생각이나 마음이 일어남. 성자의 상호가 떠오름.
	촉발: 성자의 상호를 간절히 염하려는 의도를 냄
	마음챙김: 성자의 상호를 간절히 염하며, 이것에 현존하며, 이를 수용하려 함
	집중: 성자의 상호에 표상하며, 고요를 얻음
발생현상	명상 중 몸에 발생한 감각들을 적습니다. 명상 중 경험한 특이현상(생각, 감정 등)을 적습니다.

⑩ '걷기명상'을 합니다 - ⓐ, ⓒ 훈련

구분	내용
명상 방법	걸음을 걸으며, 발에서 일어나는 감각을 관찰합니다.
명상 내용	정신작용: 명상에 대한 생각이나 마음이 일어남
	촉발: 발목 아래에서 일어나는 감각을 관찰하려는 의도를 냄
	마음챙김: 일어나는 감각에 현존하며, 이를 수용함
	성찰: 발에서 일어나는 감각의 특상을 성찰함
발생현상	명상 중 발목 아래에서 발생한 감각들을 적습니다. 명상 중 경험한 특이현상(생각, 감정 등)을 적습니다.

⑪ '먹기명상'을 합니다 - ⓐ, ⓒ 훈련

구분	내용
명상 방법	건포도 3알을 준비하고, 이것을 보고, 느끼며, 먹는 과정 등을 관찰합니다.
명상 내용	정신작용: 명상에 대한 생각이나, 마음이 일어남(예: 맛있겠다, 빨리 먹고 싶다)
	촉발: 건포도를 보고, 느끼고, 먹으려는 의도를 냄(예: 건포도의 표면을 만지려는 의도를 냄)
	마음챙김: 먹는 과정에서 눈, 귀, 코, 혀, 몸에서 일어나는 감각에 현존하며, 이를 있는 그대로 수용함(예: 건포도 표면에 두 줄기의 홈이 나 있음)
	성찰: 눈, 귀, 코, 혀, 몸에서 일어나는 삼특상을 성찰(예: 변하는 것, 괴로운 것, 내가 할 수 없는 것)
발생현상	명상 중 몸에 발생한 감각들을 적습니다. 명상 중 경험한 특이현상(생각, 감정 등)을 적습니다.

⑫ '호흡명상(배)'을 합니다 - ⓐ, ⓒ 훈련

구분	내용
명상 방법	배에서 일어나는 호흡의 일어남, 사라짐을 관찰합니다.
명상 내용	정신작용: 명상에 대한 생각이나 마음이 일어남
	촉발: 배의 호흡을 관찰하려는 의도를 냄
	마음챙김: 배의 호흡에 현존하며, 이를 수용함
	성찰: 호흡의 모양, 형태, 크기 등의 변화를 성찰
발생현상	명상 중 몸에 발생한 감각들을 적습니다. 명상 중 경험한 특이현상(생각, 감정 등)을 적습니다.

⑬ '감정부정관명상'을 합니다 - ⓑ, ⓒ 훈련

구분	내용
명상 방법	괴로운 감정이 일어난다면 이것을 형상화해서 마음 밖으로 끄집어내고, 이것의 변화를 관찰합니다.
명상 내용	정신작용: 명상에 대한 생각이나 마음이 일어남. 괴로운 감정(불안, 우울, 초조 등)이 일어남
	촉발: 괴로운 감정을 관찰하려는 의도를 냄
	마음챙김: 괴로운 감정을 형상화해서 이에 현존하며, 이를 있는 그대로 수용함
	성찰: 형상화한 괴로운 감정의 변화를 성찰(모양, 크기, 색깔, 힘, 무게, 속도 등을 성찰)
발생현상	명상 중 경험한 특이현상(생각, 감정 등)을 적습니다.

⑭ '지혜명상(호흡, 배)'을 합니다 - ⓐ, ⓑ, ⓒ 훈련

구분	내용
명상 방법	배에서 일어나는 호흡의 일어남, 사라짐을 관찰합니다.
명상 내용	정신작용: 명상에 대한 생각이나 마음이 일어남
	촉발: 호흡의 생멸을 관찰하려는 의도를 냄
	마음챙김: 호흡에 현존하며, 이를 있는 그대로 수용
	성찰: 제행(모든 조건지어진 현상)의 실상을 성찰
	분명한 앎: 제행의 삼특상을 분명하게 알게 됨
	지혜: 제행의 삼특상을 깨달음으로 체화, 지혜 증득
발생현상	명상 중 경험한 특이현상(생각, 감정 등)을 적습니다.

⑵ 명상시트의 활용

 이와 같이 수행자는 명상시트를 작성하고, 이를 마스터와의 인터뷰 등에 활용합니다. 이를 통해 명상의 방향을 올바르게 잡아나갈 수 있습니다. 이처럼 수행자는 자신의 명상 길을 수시로 점검해 봐야 합니다. 그러면 이를 통해 고요하고, 평온하며, 청정한 마음의 공간을 찾을 수 있으며, 점차 괴로움이 소멸되는 명상의 목표를 향해 바르게 잘 나아갈 수 있을 것입니다.

[그림 Ⅲ-13] 명상시트 작성의 이익

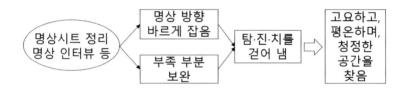

 또한 수행자는 마스터의 가르침으로 계·정·혜 삼학을 닦아 계청정·마음청정·지혜청정을 갖추게 됩니다. 이를 통해 삼학의 바퀴가 잘 조화되어야 명상의 수레바퀴가 잘 굴러갈 수 있습니다.

 '계학'으로 인생을 바르게 살면서 계를 잘 지키고, 정신을 바르게 해야 합니다. '정학'으로 마음을 집중해서 고요하게 해야 합니다. '혜학'으로 의식에 법의 진리를 체화해서 지혜를 갖춰야 합니다.

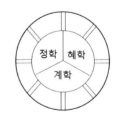

머리로만 세상을 판단치 말아야 합니다!

'마음', '정신', '의식'의 종합으로 판단해야 합니다!

'통찰의식'과 '지혜의 방패'를 갖추고, 행동해야 합니다!

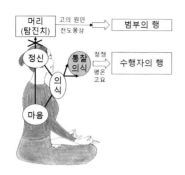

머리에 있는 정신은 전생을 거처 현생으로 오는 동안 탐·진·치에 물들게 됩니다. 그래서 머리로만 판단하면 탐·진·치에 물든 행을 하게 됩니다.

그래서 마음챙김 9기제로 현존·수용·자각하는 명상을 통해 형성된 '통찰의식'과 '지혜의 방패'로 판단하고, 행해야 합니다.

[그림 Ⅲ-14] 현존·수용·자각으로 '지혜의 방패' 형성의 길

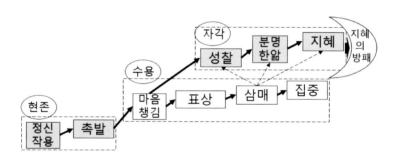

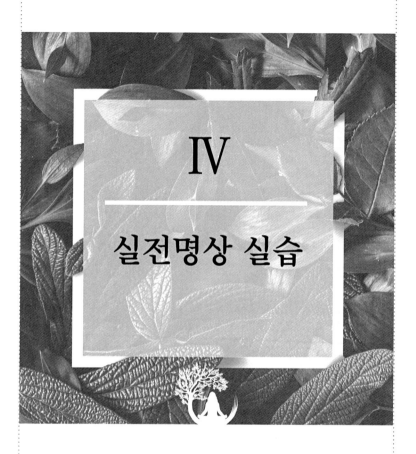

IV

실전명상 실습

사회 초년기 시절 몸을 이기지 못하는 잘못된 음주 습관을 갖고 있었으며, 마음에 자신만의 틀을 만들어놓고 이런 틀 안에 갇혀서 행동하는, 안 좋은 습관도 있었습니다. 이로 인해 사회생활에서 심한 압박감과 스트레스에 시달리곤 했습니다. 그러나 이를 이겨낼 힘은 부족했습니다. 그러자 이로 인해 심신의 건강이 급속도로 악화됐으며, 특히 간장의 손상이 심했습니다. 그런데 국내에서는 더 이상 치료 방법이 없다고 했습니다. 그래서 당시 미국에서 신약이 개발된다는 이야기를 전해 듣고, 미 동부에 있는 토마스 제퍼슨 병원에 예약을 했습니다.

  그런데 그 약은 암 치료제로 개발된 약이며, 치료 효과는 10% 내외라고 합니다. 그래도 치료제가 시판되는 시기에 맞춰 미국으로 가서 최초로 시판되는 약을 처방받아 먹었습니다. 그런데 운이 좋게도 저는 치료제가 몸에 맞았습니다. 그래서 그것을 먹고, 그곳에서 안정을 취하며 병세가 호전됐습니다.

  몸이 완전히 완치된 것은 아니지만 그 후로도 약을 먹으면서 몸은 잘 버텨내고 있습니다. 그런데 이렇게 몸이 치유되자, 이제는 마음이 문제였습니다. 내성적이고, 스트레스를 만들어서 마음에 가둬두며, 이를 풀지 못하고, 괴로워하며, 마음에 담아두기만 하는 이런 성격으로는 언제 다시 심신의 병세가 악화될지 모르는 일이었습니다.

  그래서 그때부터 주위의 권유로 마음공부를 시작했습니다. 불교 공부도 하고, 밤을 새우며 염불, 독경 및 사경도 합니다. 일요법회 및 순례법회를 다니며 성격도 고쳐보려고 부단히 노력합니다. 또한 간화선 수행을 통해 삶의 본질도 탐구해보고, 사마타나 위빠사나 수행인 지관명상을 통해 마음에 안식처도 찾아보려 했습니다. 이렇게 마음을 치유하기 위해 부단히 노력하고 정진했습니다. 이를 통해 마음에서 일어나는 괴로움을 찾고, 이를 없애보려 했습니다. 이런 과정을 거치면서 괴로운 마음의 실체를 점차로 알아가기 시작합니다.

그러자 신기하게도 이를 통해 마음에 평온이 찾아오고, 삶에 대한 자신감도 생겨납니다. 그리고 이런 평온이 의식의 전면에 형성되기 시작했습니다. 그러자 심신은 건강해지고, 사회생활은 점차 안정되었습니다. 그리고 이제는 마음이 많이 평온해졌습니다. 이렇게 제가 마음을 닦으며 행했던 것이 바로 실전명상입니다.

그리고 이런 실전명상은 '행·주·좌·와·어·묵·동·정'이라 실제의 삶에서 일어나는 모든 것에 해당됩니다. 그래서 어느 곳, 어느 때라도 할 수 있으며, 해야 하는 것이 바로 실전명상입니다.

이것은 수행처나 선방에서만 하는 것이 아니며, 삶의 모든 순간에 해야 하는 것입니다. 그래서 수행처나 선방에서 어느 정도의 훈련이 되면 이를 실생활에 적용해야 합니다. 이를 통해 인간의 삶은 건강해지고 행복해질 것입니다. 그리고 더 나아가 삶의 궁극적 목적인 대행복과 대자유를 증득하게 됩니다. 본장에서는 명상센터 등에서 했던 실전명상의 구체적인 명상법과 명상 내용에 대해 살펴보도록 하겠습니다.

수행자의 명상 길

수행자는 명상 시에 '명상의 길'을 가야 합니다.

명상 전에 명상의 목적을 기억하고, 변명이나 핑계는 대지 말며, 지난 시절 행했던 불선한 행은 참회하고, 명상 다짐을 하며, 명상 의례를 행한 후에 명상을 실천합니다. 명상 후에는 정한 의례로 명상을 마감합니다.

(1) 수행자는 자신의 명상 목적을 기억해야 합니다

수행자는 자신이 명상하려는 목적이 무엇인지 기억하고, 이를 통해 명상의 의지를 확고히 해야 합니다. 이때 명상하려는 목적은 심신을 이완하기 위해서며, 건강을 위해서고, 마음에 휴식을 취하기 위해서며, 자아 탐구를 위해서고, 나에 대한 자존감을 향상시키기 위해서며, 선처에 나기 위해서입니다. 그리고 자비심을 키우기 위해서고, 행복해지기 위해서며, 삶의 괴로움에서 벗어나기 위해서고, 대행복과 대자유를 성취하기 위해서입니다. 이 중에서 수행자는 자신이 추구하는 명상 목적이 무엇인지 기억하고 그에 맞는 명상법을 선택해서, 명상의 목적지에 도착할 때까지 흔들림 없이 꾸준히 정진해야 합니다.

그리고 명상은 'all or nothing'이 아닙니다. 얻거나, 못 얻거나 둘 중의 하나가 아닙니다. 그래서 수행자는 자신이 한 만큼의 단계를 얻게 되며, 그만큼의 이익을 얻게 됩니다. 그러니 자신의 명상 목적을 기억하고, 끊임없이 정진해야 합니다.

⑵ 수행자는 변명이나 핑계는 대지 말아야 합니다

명상을 하려고 하면 명상을 하지 못할 여러 핑곗거리가 순식간에 나타납니다. "중요 미팅이 코앞인데 내일 해야지", "지금 휴가 중이야, 휴가 끝나면 해야지", "지금은 감정적으로 너무 힘들어, 조금 쉬었다 해야지", "원래 하던 장소나 시간이 아니라서 못 할 것 같아" 등 명상하지 못할 여러 이유들이 불현듯 나타납니다. 그러나 그렇기 때문에 더욱 명상을 해야 합니다.

그리고 그것은 마음이 만들어낸 변명이나 핑곗거리에 지나지 않는다는 것을 알아차려야 합니다. 이때는 우선 명상 자리에 앉아서 명상을 시작하는 것이 중요합니다. 그러면 이런 것들은 사라지고, 명상에 집중하게 됩니다. 이렇게 명상은 시작됩니다.

⑶ 수행자는 지나간 불선은 참회해야 합니다

수행자가 명상을 잘하기 위해서는 계를 지키고, 보시하며, 자비의 마음을 갖는 등 마음의 토대를 잘 만들어야 합니다.

그래서 계를 어기고 잘못한 것이 있다면 이를 참회하고 반성해야 합니다. 이렇게 하루 일과를 점검하고, 잘못을 인정하며, 참회하는 습관을 들이는 것이 명상에 좋은 토대를 이룹니다.

이처럼 수행자는 명상 전에 자신의 불선은 참회하고, 타인과 자신에 대한 용서, 감사, 다짐하는 마음을 가져야 합니다. 이렇게 참

회하고, 용서하며, 감사하고, 다짐하는 행동을 통해 마음은 점차 고
요해지고, 명상하기에 좋은 토대를 만들 것입니다.

⑷ 수행자는 명상을 하겠다는 다짐을 해야 합니다

"내가 스스로 명상을 하겠다고 약속한 시간 동안은 앉아 있겠다"
라고 자신에게 다짐을 합니다. 이것은 물리적인 시간입니다. 그래
서 "자리에서 일어나고 싶은 강렬한 충동이 세 번 일어난 뒤에 일어
나겠다" 등의 다짐을 하고 명상을 합니다. 그리고 이를 실천합니다.
'다 때려쳐, 안 돼!'…'도저히 못 참아!'…'더 이상은 절대 안 돼!' 이렇
게 세 번 이상의 충동이 일어난 뒤에 명상의 자리에서 '마음챙김'하
면서 일어납니다.
 그러면 당신의 명상 시간 및 효과는 점차 향상될 것입니다. 이렇
게 명상에 자유자재하게 되면, 이제는 "도와 과를 이루겠다"라는 등
의 장단기 명상 목표에 대한 다짐을 합니다. 이렇게 다짐하는 마음
을 통해 명상은 더욱 향상될 것입니다.

⑸ 수행자는 명상 의례를 행하고, 명상을 시작합니다

수행자는 명상 전에 자신이 하려는 명상 의례를 미리 정해놓습니
다. 이는 수행자의 마음을 고요하게 하는 행입니다. 그래서 정해진
의례를 먼저 행하고 명상을 시작합니다. 먼저 손을 깨끗이 씻습니
다. 그리고 명상복을 입습니다. 이때 은은한 향을 띄우기도 합니다.
그리고 자신의 명상 목적, 경구, 계율, 게송 등을 암송합니다. 이를

통해 명상하려는 마음을 일깨웁니다. 그리고 가급적 같은 시간과 장소를 정해서 매일 명상하는 습관을 들이는 것이 명상의 향상에 도움이 됩니다.

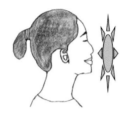

실전명상은 의식의 전면에 마음챙김을 확립하고서 내적으로 외적으로 대상을 마음챙김하는 것입니다. 이를 통해 의식은 '통찰의식'으로 바뀌며, 삶의 실상을 심신으로 체득하면 '통찰의식'은 지혜와 결합합니다.

이를 통해 '통찰지혜'가 의식의 전면에 형성됩니다. 그러면 이것이 의식의 전면에 '지혜의 방패'를 형성하며, 수행자는 이것을 일상에서 활용하게 됩니다. 이렇게 수행자는 일상에서 '지혜의 방패'를 활용할 수 있어야 합니다. 그러면 마음에 괴로움이 발생하지 않고, 항상 평온하며, 청정한 삶을 살게 됩니다.

⑹ 명상 후에는 정한 의례로 명상을 마감합니다

수행자는 명상을 한 후에는 자신이 정한 의례를 행하며 명상을 마감합니다. 그리고 명상을 한 자신의 공덕을 회향하며, 명상의 효과를 확언하고, 명상의 이득을 취하며, 내일도 다시 명상하리라 다짐합니다. 그리고 지도자나 마스터에게 명상 중에 일어난 감각, 느낌, 감정 및 생각 등의 변화나 관찰한 것 등에 대해 인터뷰합니다.

또한 명상일지를 쓰기도 하고, 고요해진 마음으로 산책, 사유 및 숙고 등을 통해 명상의 효과를 반조해보기도 합니다. 이렇게 수행자는 명상을 한 후에 자신이 정한 의례로 명상을 마감합니다.

실전명상이란?

명상으로 마음의 '청정한 곳'으로 마음의 길을 들여 이를 실생활에서도 적용하고자 하는 것이 '실전명상'입니다.

이를 통해 수행자는 현재 자기가 하려는 행이 무엇인지 알고 행해야 하며, 그것이 불선한 행이라면 '마음챙김 기제'를 활용해서 선한 방향으로 마음의 키를 돌려줘야 합니다.

이를 위해 수행자는 ⓐ 감각초점훈련, ⓑ 심상화훈련, ⓒ 성찰강화훈련을 합니다. 여기서 ⓐ 훈련과 ⓑ 훈련으로 '지혜의 방패'를 찾아서 고요하고 평온한 마음을 유지할 수 있습니다. 그리고 ⓒ 훈련으로는 '지혜의 방패'에 청정한 지혜를 채워넣어 마음의 평온과 청정을 유지할 수 있습니다.

이렇게 수행처에서 ⓐ, ⓑ, ⓒ 훈련을 통해 '지혜의 방패'를 의식의 전면에 장착하면 이를 통해 수행자는 일상사에서도 현존·수용·자각할 수 있게 됩니다. 이처럼 수행자는 일상사에서 일어나는 현상의 실제에 '현존'하며, 이를 있는 그대로 '수용'하고, 이의 실상을 '자각'할 수 있게 됩니다. 그러면 이를 통해 수행자는 마음의 평온과 청정함을 유지할 수 있습니다.

이렇게 실전명상의 목표는 '지혜의 방패'를 통한 '현존·수용·자각'으로 실생활에서 발생하는 괴로움에서 벗어나고, 지혜로운 삶을 살고자 하는 데 있습니다. 그래서 수행처뿐만 아니라 일상생활에서도 선한 길을 가고자 하며, 이를 통해 강화된 '지혜의 방패'로 수행자는 일상사의 괴로움을 능히 헤쳐나갈 수 있게 됩니다. 이를 통해 대행복과 대자유를 증득하게 됩니다.

회차별 실전명상훈련 개관

'마음챙김 치유명상 실습' 등에서 실전명상을 위해 안내했던 내용들을 소개합니다. 이와 함께 이론과 실습을 병행하며, 다양하게 명상 내용을 구성하는 것이 좋습니다.

실전명상의 순서는 다음과 같습니다.

- 평상시에도 자신이 지킬 바른 계율을 숙지하고, 이를 지키도록 노력해야 합니다. 이를 통해 마음은 고요해집니다.
- 명상 주제를 선정합니다. 자기의 근기와 상황에 맞는 명상 방법을 선정합니다(예: 이완명상, 자비명상, 호흡명상 등).
- 참회, 용서, 감사·보호 및 다짐·헌신 등의 문구를 합니다. "제가 과거 생, 현재 생에 말, 입, 생각으로 지은 모든 잘못을 참회합니다", "다른 이가 저에게 한 잘못을 용서합니다", "제가 다른 이에게 지은 잘못의 용서를 청합니다", "제가 가진 모든 것에 감사합니다", "스스로 약속한 시간 동안 앉아 있겠으며, 자리에서 일어나고 싶은 강한 충동이 세 번 일어난 뒤 일어나겠습니다. 마음을 다해 정진하겠습니다" 등입니다.
- 자신이 정한 의례를 행합니다. 명상 자세를 취합니다.
- 경우에 따라 자비명상과 이완명상을 해줍니다.
- 이제 자신이 정한 명상 주제로 명상을 시작합니다.
- 명상이 끝난 후 자신이 정한 의례로 마무리합니다(회향, 반조, 명상 인터뷰, 질의 응답 및 나누기 등).

1회차 - 행선
(ⓐ, ⓒ 훈련)

(1) 자세 잡기

다리를 골반 너비로 벌리고, 자연스러운 자세를 취합니다. 이제 긴장을 풀고, 이완된 느낌을 갖습니다. 손은 앞이나 뒤로 모으고, 머리 위에 풍선이 달렸다 생각하면서 목을 곧게 폅니다.

눈은 반개하고, 1.5~2m 앞을 응시합니다. 걸을 때는 복숭아뼈 아래쪽(발바닥, 발등)에서 느껴지는 감각을 마음챙김합니다. 이때 발에 일어나는 감각의 마음챙김을 잘하려면 가급적 양말을 벗고 맨발로 걸으면 발의 감각이 훨씬 잘 느껴질 것입니다.

(2) 행선하기

처음에는 아무런 생각도 하지 말고, 평상시처럼 걸어봅니다. 그리고 다음에는 오른발부터 보폭을 좁게 해서 반 걸음씩 걷습니다. 이어서 다음에는 걸으면서 속으로 명칭을 붙입니다.

일행법은 "왼발, 오른발" 하며 걷습니다. 삼행법은 발을 옮길 때 "듬~", "감~", "놈~"의 명칭을 붙입니다. 육행법은 "들려고 함~ 듬~", "가려고 함~ 감~", "놓으려 함~ 놈~" 이런 식으로 의도를 알아차립니다. 구행법은 발을 옮길 때 "듬~ 듬~ 듬~", "감~ 감~ 감~", "놈~ 놈~ 놈~"의 명칭을 붙입니다. 이외에도 십이행법, 이십사행법 등으로 점차 마음챙김을 확대해나갑니다. 이렇게 걷는 연습을 통해 수행처뿐만이 아니고 일상에서 마음챙김을 활용합니다.

(3) 행선 시 감각관찰

지·수·화·풍인 사대 요소의 감각을 관찰합니다. 지(地)의 감각인 단단함·부드러움, 딱딱함·폭신함 등을 관찰합니다. 수(水)의 감각인 끈적임·건조함, 응집성·분리성 등을 관찰합니다. 화(火)의 감각인 뜨거움·차가움, 고온성·저온성 등을 관찰합니다. 풍(風)의 감각인 발의 움직임·발의 정지, 가벼움·무거움, 빠름·느림 등을 관찰합니다. 이렇게 발바닥과 발등의 감각을 관찰해나갑니다.

(4) 행선 시 주의점

행선을 한다고 해서 걸음걸이가 이상해지면 안 됩니다. 그래서 평상시와 같은 걸음걸이로 걷습니다. 이때 명칭과 동작이 일치해야 합니다(왼발~, 오른발~). 그리고 마음챙김이 능숙해지면 명칭을 붙이는 것도 자연스럽게 떨어뜨립니다.

또한 가려움, 긁음 등을 자신도 모르는 사이에 순간적으로 행하면 안 됩니다. 긁더라도 그 행을 마음챙김하면서 긁습니다. 그래서 모든 동작에 대한 의도를 알아차리면서 행선을 할 수 있어야 합니다. 그리고 망상이 일어나면 멈춰서 "망상~ 망상~ 망상~"하며, 확실히 망상을 제거한 후에 행선을 계속합니다. 망상이 순간적으로 멈추었더라도, 망상을 연속해서 시리즈로 일으켜서는 안 됩니다.

2회차 - 자비명상
(ⓑ 훈련)

(1) 마음에 자비심 일으키기

자신이 이전에 사랑받았거나 인정받았던 때가 있다면 그때의 느낌을 기억하고 상상합니다. 또는 영화나 드라마에서 감명을 깊게 받았던 상황이 있다면 그때의 느낌을 기억하고 상상합니다. 이를 발판으로 마음에 자비심을 일으켜봅니다.

또한 어머니가 아들을 향해 '행복하기를 바라고', '고통에서 벗어나기를 바라며', '성공을 함께 기뻐하고', '평온한 평정심'을 일으키듯 자신에게 자비심을 일으킵니다. 또한 반려동물을 키우는 분이 있다면 키우는 반려동물에게 자비심을 일으키듯 자신에게 자비심을 일으킵니다. 이렇게 자신에게 먼저 자비심을 일으켜야, 이를 통해 타인에게도 자비심을 보내줄 수 있습니다.

(2) 마음에 자비심 키우기

우선 '자애의 마음'을 키웁니다. 내가 행복을 원하고 고통을 바라지 않는 것처럼, 내 가족도, 내 친구도, 나와 무관한 이도, 내가 싫어하는 이도, 나와 적대적인 이도 마찬가지입니다. **이들 모두는 행복을 원하지, 고통받기를 원하지 않습니다.**

모든 생명들은 윤회를 거듭하면서 나와 친구가 되기도 하고, 적이 되기도 하며, 친구도 아니고 적도 아닌 관계로 지내기도 합니다.

이처럼 수많은 생을 거치면서 다른 이와의 관계는 늘 변했습니다. 이렇듯 윤회를 거듭하면서 헤아릴 수 없이 많은 생을 거치는 동안 저 사람은 나와 친한 친구였던 적도 있었으며, 나와 가족관계인 적도 있었습니다. 이때 그는 나와 가깝게 지내며, 나를 존중해주었습니다. 이렇듯 **내가 그에게 존중받기를 원하듯 나도 그를 존중해줘야 합니다.**

만약 나의 부모가 도랑에 빠져서 다리가 부러졌다면 이를 보고도 그냥 지나칠 것입니까? 아니면 주저없이 도랑에 뛰어들어 구할 것입니까? 당연히 주저없이 뛰어들어 구할 것입니다. 그리고 나의 부모가 정신 이상으로 칼을 들고 나를 찌르려 한다면 그를 해할 것입니까? 아니면 안정시킬 것입니까? 당연히 안정시킬 것입니다. 나의 부모는 나를 잉태하고, 출산의 고통을 감수했으며, 쉴 틈 없이 나를 돌보아주었습니다. 그래서 부모님은 하고 싶은 것도 하지 못했으며, 하기 싫은 것도 해야만 했습니다. 이런 사랑을 수많은 생을 거치면서 나는 받아왔습니다. 그러니 내가 그들에게 받았듯이 이제는 내가 그들에게 자애를 줘야 합니다. 이렇듯 **내가 다른 이들로부터 자애를 받기를 원하듯이 다른 이들도 나에게서 자애를 받기를 원합니다.** 이렇게 수행자는 '자애의 마음'을 키웁니다.

또한 수행자는 '연민의 마음'을 키웁니다. 모든 존재들의 삶은 유한하고 무상합니다. 그리고 모든 중생들은 괴로움 속에 있습니다. 또한 모든 생명은 본래 공합니다. 그러니 '무상한 존재들을 살피는 연민', '고통받는 중생들을 살피는 연민', '공한 생명들을 살피는 연민'의 마음을 가져야 합니다. 이처럼 **내가 고통받기를 원하지 않듯이, 다른 이들도 고통받기를 원하지 않습니다.** 그러니 이런 '연민의 마음'을 이제는 다른 이들에게도 보내줄 수 있어야 합니다.

그러면 수행자는 이렇게 자신이 행한 '자애의 행'과 '연민의 행'인

'자비의 행'으로 불선업은 소멸되고, 선업은 증장될 것입니다. 그러니 자신이 먼저 '자비의 마음'을 갖추고 이를 다른 이들에게도 보내줘야 합니다.

(3) 자비문구 따라 해보기

이제 자신의 마음에 자비의 마음이 일어나서 마음이 자비의 마음으로 채워졌다면, 이를 통해 '행복', '평안', '건강' 등의 자비문구를 마음에서 일으켜야 합니다. 그리고 이를 자기 자신, 타인, 세계, 온 우주로 자비의 마음을 확대시켜나갑니다.

"○○○이 행복하기를…", "○○○이 건강하기를…", "○○○이 평안하기를…", "○○○이 고통에서 벗어나기를…", "○○○이 원한이 없기를…", "○○○이 악의가 (또는 고통이) 없기를…", "○○○이 근심이 없기를…", "○○○이 평온하기를…" 등입니다.

(4) 나를 돌봐주는 자기 자비문구

가슴이 답답하면 자신의 가슴에 손을 얹어보세요. 그리고 자신을 두 팔로 가슴을 감싸며 자신을 안습니다. 그리고 이제 자신이 가장 위로받고 싶은 분이 직접 되어봅니다. 만약에 자신이 어머니로부터 위로의 말을 듣고 싶다면 이제 자신이 어머니가 돼봅니다. 그래서 자신이 실제로 듣고 싶은 말을 어머니가 되어 자신에게 직접 해줍니다. 우선 자신이 어머니로부터 위로받고 싶은 말을 종이에 적습니다. 그리고 이런 위로의 말을 어머니가 자신에게 해주듯이 자신에게 해줍니다(일례입니다).

 "많이 힘들었구나!", "우리 아들, 엄마가 그동안 몰라봐서 미안해!", "엄마를 용서해줘!", "우리 딸, 엄마와 함께 해줘서 고마워!", "이제는 괜찮아!", "엄마가 언제나 함께 있을게!", "너는 충분히 잘하고 있어", "사랑해, 우리 딸!", "행복해야 해!" 이런 식으로 자신이 엄마가 되어 자신에게 직접 위로의 말을 전해줍니다. 이를 통해 마음을 정화하고, 평온해지도록 합니다. 이렇게 '나를 돌봐주는 자비문구'를 자신이 직접 자신에게 해줍니다.

 지금 우리가 하고 있는 자비명상은 먼저 자기 자신부터 자비심이 채워져야 합니다. 그리고 나서 이를 통해 사랑하는 사람, 존경하는 사람, 무관한 사람 및 미워하는 사람으로 자비심을 확장해나갑니다. 이렇게 자신부터 자비심을 계발하지 않으면 사랑하는 사람에게는 집착·눈물·근심·슬픔이 일어날 수 있으며, 미워하는 사람에게는 분노가 올라올 수 있습니다. 이는 마음을 고요하게 하는 데 이익이 되지 않습니다. 그래서 우선 자신에게 자비심이 채워져야 이를 다른 사람에게 나눠줄 수 있습니다.

[그림 Ⅳ-1] 자비명상의 확대

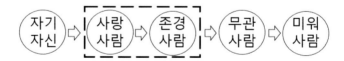

3회차 - 자비명상
(ⓑ 훈련)

먼저 수행자세를 취합니다. 코로 세 번 크고 깊게 심호흡을 합니다. 그리고 숨을 내쉬면서 몸의 각 부분을 이완합니다.

이제 눈을 감은 상태에서 자신의 두 팔과 가슴을 살펴봅니다. 그리고 두 팔로 자신의 가슴을 감싸줍니다. 이렇게 자신의 가슴을 두 팔로 감싼 상태에서 가슴에서 일어나는 움직임을 느껴봅니다. 그리고 이때 자신의 가슴에서 심장의 진동을 느껴봅니다. 이런 진동과 함께 자신의 가슴에서 따뜻한 기운이 일어나고 있습니다. 이렇게 자신의 가슴에서는 심장이 뛰고, 따뜻한 기운이 일어나며, 이것이 온몸으로 퍼져나가고 있습니다. 이것을 느낍니다. 이렇게 따뜻한 기운이 온몸으로 퍼져나가자 나의 몸과 마음은 푸근해지고, 따뜻해지며, 평온해집니다. 이런 몸과 마음의 상태에서 자비문구를 합니다. 자비문구를 마음에 담아서 마음속으로 합니다. 제가 하는 문구를 마음속으로 따라 합니다. 만약 문구를 하는 도중에 가슴이 답답해진다면 손을 풀고, 손을 가슴에 대고 가만히 있어도 좋습니다.

"들숨(내가), 날숨(행복하기를)"…"들숨(내가), 날숨(건강하기를)"…"들숨(내가), 날숨(고통에서 벗어나기를)"… 진정으로 내가 행복하고, 건강하며, 고통에서 벗어나기를 바라는 마음을 갖고 반복해서 자비명상을 해줍니다.

이제 편안해진 마음으로 고요한 상태에서 싱잉볼이 울리면(땡땡땡) 마무리 명상을 합니다. 이제 몸을 좌우로 움직여보시고, 조용히 눈을 뜹니다.

4회차 - 이완명상(바디스캔) (@ 훈련)

먼저 수행자세를 취합니다. 코로 세 번 크고 깊게 심호흡을 합니다. 그리고 숨을 내쉬면서 몸의 각 부분을 이완합니다.

이제 숨을 깊게 들이마시고, "후~" 하고 내쉽니다. 이제 눈은 감습니다. 다시 한번 숨을 깊게 들이마시고, "후~" 하고 숨을 내쉽니다. 마음을 고요하고 차분하게 하며, 모든 근심과 걱정을 바닥에 내려놓고, 최대한 편안한 마음 상태를 유지합니다.

이제 자신의 마음이 어디에 있는지 확인해봅니다. 그 마음을 코끝으로 가져갑니다. 그곳에서 따뜻함·차가움, 매끈함·거침, 끈적함·건조함, 움직임·정지함 등의 감각을 살펴봅니다. 이제 이런 감각 중에 선택해서 이를 몸의 각 부분의 관찰로 확대해나갑니다. 이렇게 관찰하는 부분의 감각을 마음챙김하면서 마음을 고요하고 차분하게 합니다. 이제 마음을 눈으로 가져갑니다… 이제 마음을 이마로 가져갑니다… 이제 마음을 머리로 가져갑니다… 이런 식으로 마음을 머리에서 정수리로, 다시 머리로 이동하면서 감각을 관찰합니다. 이렇게 이마 → 눈 → 귀 → 코 → 입 → 목 → 어깨 → 팔 → 가슴 → 배 → 다리 → 발 → 다리 → 배 → 가슴 → 팔 → 어깨 → 목 → 입 → 코 → 눈 → 이마 → 머리 → 정수리 → 머리 → 이마 → 눈 → 귀 → 코 등으로 마음을 움직이면서 이들의 감각을 관찰합니다. 자신이 할 수 있는 정도 내에서 고요하고, 차분하게 몸의 감각을 관찰하는 것을 반복합니다. 이제 편안해진 마음으로 고요한 상태에서 싱잉볼이 울리면(떵떵떵) 마무리 명상을 합니다. 이제 몸을 좌우로 움직여보시고, 조용히 눈을 뜹니다.

5회차 - 이완명상(아우토겐 참조)
(@ 훈련)

먼저 수행자세를 취합니다. 코로 세 번 크고 깊게 심호흡을 합니다. 그리고 숨을 내쉬면서 몸의 각 부분을 이완합니다.

이때 두 다리와 두 팔을 편안하게 하고, 등은 편안하게 기대고, 최대한 몸 전체에 편안한 자세를 취합니다. 이제 제가 하는 멘트를 듣고, 이것이 그대로 실현된다고 생각하며, 마음속으로 문구를 따라 합니다. 시작하겠습니다.

나는 편안하다. 나는 아주 편안하다. 이런 편안함 속에 나는 머물러 있다. 이제 마음을 오른팔로 가져갑니다. 밤에 자려고 누웠을 때 사지가 무거워지면서 몸이 이완되는 느낌이 있을 것입니다. 그 느낌을 갖습니다. 오른팔이 무겁다, 오른팔이 아주 무겁다… 이제 마음을 왼팔로 가져갑니다. 왼팔이 무겁다, 왼팔이 아주 무겁다… 이제 두 팔이 아주 무거워졌음을 느낍니다. 그러자 몸을 통해 혈액순환이 활발해지고, 두 팔이 따뜻해집니다. 오른팔이 따뜻하다, 오른팔이 아주 따뜻하다… 왼팔이 따뜻하다, 왼팔이 아주 따뜻하다… 이제 마음을 이마로 가져갑니다. 건강한 사람은 따뜻한 가슴과 차가운 머리를 가졌다고 합니다. 이제 이마가 시원해지고, 머리가 맑아짐을 느낍니다. 이마가 시원하다, 이마가 아주 시원하다. 머리가 시원하다, 머리가 아주 시원하다. 머리가 맑아진다, 머리가 아주 맑아진다….

이제는 마음을 호흡으로 가져갑니다. 나는 지금 잔잔한 호숫가에서 초롱초롱한 하늘의 별을 보고 있습니다. 이렇게 하늘의 별이 눈으로 들어오는 것처럼 숨이 몸으로 들어오며, 마음이 편안해집니다. 호흡이 편안하다, 호흡이 아주 편안하다. 이런 편안함 속에 나는 머물러 있다… 이제 마음을 심장으로 가져갑니다. 심장은 24시간 쉬지 않고 피를 온몸으로 보내줍니다. 이렇게 경쾌하게 뛰는 심장을 상상합니다. 심장이 경쾌하다, 심장이 아주 경쾌하다. 심장이 편안하다, 심장이 아주 편안하다. 이런 편안함 속에 나는 머물러 있다… 이제 마음을 배로 가져갑니다. 그리고 배가 편안하고 따뜻해지는 것을 느낍니다. 배가 따뜻하다, 배가 아주 따뜻하다. 배가 편안하다, 배가 아주 편안하다. 이런 편안함 속에 나는 머물러 있다… 이제 마음을 온몸으로 가져갑니다. 온몸이 편안하다, 온 몸이 아주 편안하다. 이런 편안함 속에 나는 머물러 있다….

이렇게 편안해진 마음으로 몸을 깨우는 명상을 합니다. 그러면 몸은 더욱 상쾌해지고 개운해질 것입니다. 여섯에서 하나까지 숫자를 세면서 몸을 깨웁니다. 여섯, 배가 편안하다, 배가 아주 편안하다. 다섯, 심장이 잘 뛴다, 심장이 아주 잘 뛴다. 넷, 호흡이 편안하다, 호흡이 아주 편안하다. 셋, 머리가 맑아진다, 머리가 아주 맑아진다. 둘, 이마가 시원하다, 이마가 아주 시원하다. 하나, 양팔이 편안하다, 양팔이 아주 편안하다.

이제 주먹을 쥐고 가슴을 5번 두드리고, 손가락을 펴서 팔을 위로 쭉쭉 뻗습니다. 이제 손을 천천히 내리면서 무릎 위에 놓습니다. 그리고 숨을 깊이 들이마시고, 내쉽니다.

이제 편안해진 마음으로 고요한 상태에서 싱잉볼이 울리면(땅땅땅) 마무리 명상을 합니다. 이제 몸을 좌우로 움직여보시고, 조용히 눈을 뜹니다.

6회차 - 몸 알아차리기 명상
(ⓐ, ⓑ 훈련)

먼저 수행자세를 취합니다. 코로 세 번 크고 깊게 심호흡을 합니다. 그리고 숨을 내쉬면서 몸의 각 부분을 이완합니다.

이제 자신의 마음이 어디에 있는지 확인합니다. 마음이 마당에 있는지, 거실에 있는지, 방 안에 있는지 알아차립니다. 그리고 마음이 방황하고 있다면 마음을 방 안으로 가져옵니다. 내 몸이 방 안의 어디에 있는지 살펴봅니다. 그리고 방 안에서 방문은 어디 있는지? 천정은 어떤 모양인지? 이렇게 방 안의 공간을 알아차립니다. 이제는 방 안에서 자신의 몸을 알아차립니다. 자신이 방 안에 앉아 있나요, 누워 있나요. 이때 발의 느낌, 엉덩이의 느낌, 등의 느낌 등 바닥에 접해 있는 몸의 감각을 느낍니다.

이제 마음을 호흡으로 가져갑니다. 양손을 들어, 왼손은 배로 가져가고, 오른손은 가슴으로 가져갑니다. 그리고 호흡을 손을 통해 느낍니다. 호흡이 빠른지, 느린지, 호흡이 가슴에서 느껴지는지, 아니면 배에서 느껴지는지 살펴봅니다. 이런 감각을 유지한 채로 손은 원위치합니다. 이제는 자연스럽게 방금 전에 느꼈던 호흡의 일어남, 사라짐을 관찰합니다(반복).

이제 편안해진 마음으로 고요한 상태에서 싱잉볼이 울리면(떵떵떵) 눈을 뜹니다. 그리고 천천히 방 안을 둘러봅니다. 몸을 좌우로 움직여도 좋습니다. 방 안의 가구들을 살펴봅니다. 그것들이 어떻게, 무엇처럼 보이는지, 원하는 만큼 천천히 살펴봅니다. 무엇을 판단하려 하지 말고, 단지 보이는 대로 마음챙김합니다. 이제 편안해진 마음으로 마무리 명상을 합니다.

7회차 - 감각 알아차리기 명상
(@ 훈련)

먼저 수행자세를 취합니다. 코로 세 번 크고 깊게 심호흡을 합니다. 그리고 숨을 내쉬면서 몸의 각 부분을 이완합니다.

이제 방황하는 마음을 몸으로 가져옵니다. 우선 손끝을 살핍니다. 오른손의 엄지와 검지를 비빕니다. 거친가요, 부드러운가요. 이때 손가락 끝의 지문 결도 느낍니다. 손을 원위치합니다.

이제 팔에 마음을 가져갑니다. 팔이 무거운지 가벼운지 느낍니다. 마음을 발가락으로 가져갑니다. 발가락을 움직입니다, 발가락이 자유롭게 움직이는지, 불편한지 느낍니다. 발이 무거운지 가벼운지를 느낍니다. 마음을 엉덩이로 가져갑니다. 엉덩이와 닿은 바닥이 푹신한지, 딱딱한지 느낍니다. 마음을 척추로 가져갑니다. 머리와 척추가 일직선으로 있는지, 수그러져 있는지 살핍니다. 척추를 반듯이 세웁니다. 마음을 가슴으로 가져가서 심장이 뛰는 것을 느낍니다. 심장이 빨리 뛰는지, 느리게 뛰는지 살핍니다. 마음을 입으로 가져갑니다. 입을 오므리고 있는지, 벌리고 있는지 살핍니다. 입안이 촉촉한지, 마른지 살핍니다. 마음을 코끝으로 가져갑니다. 그곳에 숨이 부딪칠 때 숨이 따뜻한지, 차가운지 살핍니다. 또한 숨이 거친지, 부드러운지도 살핍니다. 마음을 이마로 가져가서 이마가 매끈한지, 주름이 있는지 살핍니다. 마음을 머리로 가져갑니다. 머리가 혼란한지, 맑은지 살핍니다… 이제 몸 전체를 형상으로 느낍니다… 편안해진 마음으로 고요한 상태에서 싱잉볼이 울리면(땡땡땡) 마무리 명상을 합니다. 이제 몸을 좌우로 움직여보시고, 조용히 눈을 뜹니다.

8회차 - 호수심상화명상
(ⓑ 훈련)

먼저 수행자세를 취합니다. 코로 세 번 크고 깊게 심호흡을 합니다. 그리고 숨을 내쉬면서 몸의 각 부분을 이완합니다.

먼저 마음을 편안하게 바닥에 내려놓습니다. 그리고 편안한 상태에서 멀리 눈앞에 푸른 호수가 있다고 상상하며, 호수를 바라봅니다. 이제 당신은 저렇게 푸른 호수에 가려 합니다. 그래서 호수에 가기 위해 복장을 갖춥니다. 튼튼한 종이배도 만들어 배낭에 넣고, 산책을 위한 가벼운 옷차림을 합니다. 배낭을 어깨에 메고 호수로 출발합니다. 집 앞에 있는 오솔길을 지나고, 마을을 지나갑니다. 마을 앞 들판을 지나갑니다. 들판에서는 향긋한 꽃향내가 납니다. 어느덧 호수 입구에 도착했습니다.

호수 입구를 지나 호숫가를 향해 갑니다. 이렇게 호수로 가는 길에서 펼쳐지는 주변 숲의 경치는 아름답습니다. 호숫가에 다다르자 호수에서는 향긋한 아로마향의 시원한 바람이 불어옵니다. 이곳에서 느끼는 호수의 공기는 상쾌합니다. 이제 숨을 깊이 들이쉬고, 내쉽니다. 그러자 상쾌한 공기가 몸으로 들어와 몸에 활기를 불어넣어줍니다.

이제 눈앞에 푸르고 맑은 호수가 펼쳐집니다. 이때 펼쳐지는 호수의 표면은 영롱한 푸른빛으로 밝게 빛납니다. 호수에서 부는 상쾌한 산들바람이 온몸을 감싸고돕니다. 등 뒤에서는 따뜻한 태양이 나를 비추고 있습니다. 이런 빛으로 몸은 따뜻해지고, 몸 안에 있던 나쁜 기운들은 빠져나갑니다. 이제 몸 안에 있던 나쁜 기운들은 없어지고, 몸은 상쾌해집니다. 이런 상쾌한 기운을 갖고, 내가 지금까지 인생을 살면서 행복했던 한 순간을 떠올립니다. 이것을 떠올리면서 그때의 행복한 기운을 느낍니다. 이렇게 행복한 기운을 갖고, 맑은 호수를 향해 '나는 행복하다'라고 마음속으로 크게 3번 외칩니다(반복).

이제는 배낭 안에서 종이배를 꺼냅니다. 그리고 마음에 괴로움이 있다면 그것을 몸 밖으로 끄집어내서 종이배에 싣습니다. 이제 나에게 있던 괴로움을 실은 배를 멀리 떠나보내겠습니다. 드디어 괴로움을 실은 배가 멀리 떠나갑니다… 그렇게 내 마음에 있던 괴로움이 멀리 떠나갑니다. 이제 내 안에 있던 괴로움은 사라졌습니다. 그래서 괴로움은 나에게 남아 있지 않습니다. 이제 내 마음은 평온합니다. 이렇게 숨을 깊게 들이쉬고, 내쉬면서 몸의 긴장을 풀어줍니다. 이제 몸은 건강하게 되고, 마음은 행복으로 가득합니다(반복).

이렇게 편안해진 마음으로 고요한 상태에서 싱잉볼이 울리면(띵 띵띵) 마무리 명상을 합니다. 이제 몸을 좌우로 움직이고, 조용히 눈을 뜹니다.

[그림 Ⅳ-2] 호수심상화명상

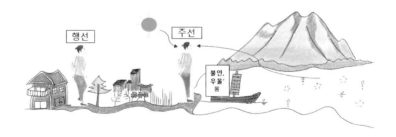

9회차 - 소망만트라 명상
(ⓑ 훈련)

'만트라'는 산스크리트어로 '만(정신)', '트라(보호하다)'를 말합니다. 그래서 '정신을 보호하는 진언이나 다라니'를 말합니다. 이것은 '인간을 삶의 속박에서 벗어나게 하고, 현상세계의 굴레로부터 자유로워지게 하며, 우리 마음을 생명의 근원으로 인도하는 안내자'라는 의미도 갖고 있습니다.

평상시에 자주하는 만트라로는 "나는 편안하다", "나는 건강하다", "나는 행복하다"라는 소망만트라가 있습니다. 이렇게 자신이 원하는 소망만트라를 종이에 적어 봅니다.

먼저 수행자세를 취합니다. 코로 세 번 크고 깊게 심호흡을 합니다. 그리고 숨을 내쉬면서 몸의 각 부분을 이완합니다.

눈을 뜬 채로 자신의 소망만트라를 3번씩 큰 소리로 해줍니다. 그리고 눈을 감고 작은 목소리로 해줍니다. 그리고 속삭이듯이 해줍니다. 이제 소망만트라를 마음속으로 해봅니다. 자신의 마음을 진정시키며 소망만트라를 합니다. 마음속으로 소망만트라를 시작합니다. 이때 입술이나 혀는 움직이지 않습니다. 그리고 소망만트라의 의미를 되새기면서 하고, 효과를 확신하면서 합니다. "나는 편안하다", "나는 건강하다", "나는 행복하다"… 이제는 호흡과 함께 소망만트라를 해줍니다(반복). 이제 편안해진 마음으로 고요한 상태에서 싱잉볼이 울리면(땡땡땡) 마무리 명상을 합니다. 이제 몸을 좌우로 움직여보시고, 조용히 눈을 뜹니다.

10회차 - 심장박동만트라 명상
(ⓐ, ⓑ 훈련)

먼저 수행자세를 취합니다. 코로 세 번 크고 깊게 심호흡을 합니다. 그리고 숨을 내쉬면서 몸의 각 부분을 이완합니다.

자신의 가슴에 손을 대보세요. 그리고 가슴에서 일어나는 심장박동을 살펴봅니다. 이제 손은 원위치시킵니다. 이렇게 가슴 중앙에 마음을 집중하며, 마음을 심장박동과 일체시킵니다… 이번에는 자신이 존경하거나 믿는 사람 중에서 한 사람을 떠올립니다. 그리고 그 사람이 존경하는 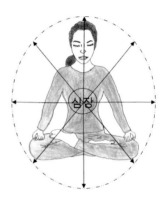 사람이라면 그에 대한 존경하는 마음을 마음에 일으킵니다… 이제는 이렇게 존경하는 마음을 심장박동과 일체시킵니다… 이를 통해 심신으로 들어오는 따뜻한 온기, 평화, 평온함을 느껴봅니다(반복). 이렇게 따뜻해진 마음이 있는 심장박동에 맞추어서 '옴만트라'나 '소망만트라'를 합니다. '소망만트라'는 수행자가 미리 '소망만트라'를 정해놓고, 이를 소망하며 마음속으로 해줍니다. 이를 통해 심신에서 일어나는 따뜻한 온기나 감각이 있다면 이를 알아차리면서 해줍니다(반복).

이제 편안해진 마음으로 고요한 상태에서 싱잉볼이 울리면(띵띵띵) 마무리 명상을 합니다. 이제 몸을 좌우로 움직여보시고, 조용히 눈을 뜹니다.

11회차 - 소리명상
(@ 훈련)

먼저 수행자세를 취합니다. 코로 세 번 크고 깊게 심호흡을 합니다. 그리고 숨을 내쉬면서 몸의 각 부분을 이완합니다.

이제 모든 의식을 귀에 집중합니다. 그리고 주변에서 들려오는 소리를 찾아봅니다. 주변에서 들려오는 자동차 소리, 발자국 소리, 바람 소리, 새소리, 경적 소리 등 될 수 있는 한 많은 소리를 찾습니다. 이때는 소리에 이름을 붙이지도 말고, 소리를 판단하지도 말며, 하나의 소리에 오래 머물지도 않습니다. 단지 순수하게 들려오는 그대로의 소리를 알아차려봅니다(반복). 만약 들려오는 소리가 없다면 소리가 끊어지는 공함을 있는 그대로 느껴봅니다. 이어서 가능하다면 몸에서 점차 멀리 있는 소리로 대상을 확대해갑니다. 이렇게 들려오는 소리에 대한 관찰을 지속해나갑니다(반복).

이번에는 주변에서 들려오는 소리에 명칭을 붙이면서 관찰합니다. 그래서 "자동차 소리~ 자동차 소리~", "새소리~ 새소리~", "발자국 소리~ 발자국 소리~", "바람 소리~ 바람 소리~" 등 들어오는 소리에 명칭을 붙이며 소리를 관찰합니다(반복).

이어서 자신의 숨소리를 들을 수 있다면 여기에 집중해서 숨소리도 들어봅니다… 이렇게 소리의 흐름과 변화에 마음을 맡기면서 소리를 관찰해나갑니다.

이제 편안해진 마음으로 고요한 상태에서 싱잉볼이 울리면(떵떵떵) 마무리 명상을 합니다. 이제 몸을 좌우로 움직여보시고, 조용히 눈을 뜹니다.

12회차 - 먹기명상
(ⓐ, ⓒ 훈련)

먼저 수행자세를 취합니다. 코로 세 번 크고 깊게 심호흡을 합니다. 그리고 숨을 내쉬면서 몸의 각 부분을 이완합니다.

건포도 세 알을 준비합니다. 이제 건포도 먹기명상을 시작합니다. 건포도 하나를 집어서 모양, 크기, 주름 등을 살핍니다. 어떤 모양인지 살펴봅니다. 그리고 이것을 손으로 비벼서 건포도의 표면 결, 끈적거림 등을 느낍니다. 어떤 소리가 나는지도 들어봅니다. 그리고 코로 가져가 어떤 냄새가 나는지 느낍니다.

두 번째 건포도를 집어서 입안에 넣습니다. 이것을 혀로 굴려보고, 잇몸 사이에 숨겨보며, 20초간 씹지 않고 일어나는 느낌을 살핍니다. 이제 건포도를 30회 이상 천천히 씹으며 치아의 느낌을 살핍니다. 그리고 건포도를 삼키며, 이때 목구멍으로 미끄러지면서 배를 향해 내려가는 건포도를 느낍니다. 그리고 마음에서 어떤 느낌이 일어나는지 알아차립니다.

세 번째 건포도를 집어서 다시 한번 상황을 음미하면서 입에 넣어 천천히 먹습니다. 그리고 잘게 으깨서 먹어보고, 방금 전과 느낌이 어떻게 다른지 느낍니다. 그리고 먹기명상을 하는 동안 생각이나 감정이 떠올랐다면 그것 역시 알아차립니다.

이렇게 방금 전과 "왜 다른지?", "어떻게 다른지?", "무엇이 다른지?", "평상시와의 차이는 무엇인지?", "무엇을 알아차렸는지?" 등을 '성찰'해봅니다(반복). 이제 편안해진 마음으로 고요한 상태에서 싱잉볼이 울리면(땡땡땡) 마무리 명상을 합니다. 이제 몸을 좌우로 움직여보시고, 조용히 눈을 뜹니다.

13회차 - 무념무상명상
(ⓐ, ⓒ 훈련)

이 명상은 무념무상의 상태로 마음을 있는 그대로 무심코 흘려보내는 것입니다. 이때의 자세는 혀는 입천장에 두고, 눈은 반개하며, 시선은 정면의 바닥이나 벽을 바라봅니다. 이렇게 수행자세를 취합니다. 그리고 코로 세 번 크고 깊게 심호흡을 합니다. 이렇게 숨을 내쉬면서 몸의 각 부분을 이완합니다.

무념무상은 마음을 다만 마음챙김할 뿐이며, 무엇도 자세히 보지 말고, 그냥 흘러가는 대로 흘려보내는 것입니다.

그래서 "마음이구나!", "일어나는 것이구나!", "그렇구나!", "이 또한 지나가리!"라고 하며, 이들을 단지 알아차리기만 하고, 있는 그대로 흘려보냅니다. 이때 일어나는 생각이 있다면 생각도 그대로 흘려보냅니다… 무엇을

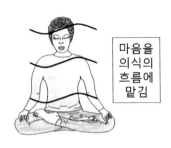

마음을 의식의 흐름에 맡김

잡으려 하지 말고, 욕망과 집착도 내려놓으며, 바람 없이 있는 그대로 마음을 열어두는 것입니다. 이렇게 마음을 순수한 상태로 유지합니다… 이것은 무엇을 잡으려는 명상이 아닙니다. 오히려 모든 것을 놓아주는 명상입니다. 이렇게 마음이 고요한 상태에서 다만 흘러가도록 합니다. 이처럼 마음을 고요히 그냥 흘려보냅니다(반복). 이제 편안해진 마음으로 고요함에서 싱잉볼이 울리면(땡땡땡) 마무리 명상을 합니다. 이제 몸을 좌우로 움직여보시고, 조용히 눈을 뜹니다.

14회차 - 의식확장명상
(ⓐ, ⓑ 훈련)

먼저 수행자세를 취합니다. 코로 세 번 크고 깊게 심호흡을 합니다. 그리고 숨을 내쉬면서 몸의 각 부분을 이완합니다. 우선 자신의 몸을 살핍니다. 그리고 마음을 온몸에 집중합니다.

이제 방 전체로 의식을 확장해서 방 안의 공간에 의식을 두며, 마음챙김합니다. 방안의 책상, 의자, 옷장, 공간 전체, 공간에서 나의 위치 등을 살펴봅니다.

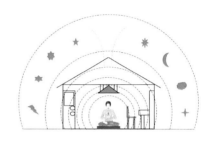

이제는 주변 동네 사람들로 의식을 확장합니다. 그리고 도시·국가·지구의 존재들로 의식을 확장합니다. 이어서 우주로 의식을 확장하며, 행성·별·은하·빛·온 우주의 존재들로 의식을 확장합니다. 이런 식으로 의식을 펼치며, 느껴지는 것을 확인해나갑니다. 이제 다시 의식을 우주에서 지구로 돌립니다. 지구·국가·도시·동네 사람으로 의식을 돌립니다. 이어서 방 전체와 몸으로 의식을 돌립니다. 머리, 팔, 배, 다리, 발, 몸 전체로 의식을 보냅니다. 이렇게 의식을 확인해갑니다(반복). 이제 편안해진 마음으로 고요한 상태에서 싱잉볼이 울리면(땡땡땡) 마무리 명상을 합니다. 이제 몸을 좌우로 움직이고, 조용히 눈을 뜹니다.

15회차 – 일상의 삶 알아차림 명상
(ⓐ, ⓑ, ⓒ 훈련)

수행자는 수행처에서만이 아니고, 일상의 삶에서 알아차림을 유지해야 합니다. 그래서 아침에 잠자리에서 눈을 뜰 때부터 저녁에 잠자리에서 잠에 들 때까지 일상의 삶에서 매 순간 알아차림을 유지합니다.

(1) 현재 자신이 하고 있는 일들을 알아차림합니다

아침에 잠자리에서 일어나서 저녁에 잠자리에 들 때까지 매 순간 자신이 무슨 일을 하고 있는지 알아차림합니다. 그래서 아침에 잠자리에서 일어날 때, 밥을 먹을 때, 신호등에서 신호 대기할 때, 지하철이나 버스 안에 있을 때, 업무에 집중할 때, 대화할 때, 어려운 상황에 부딪쳤을 때, 스마트폰이나 이메일에 답장할 때 등 일상의 삶에서 현재 자신이 무슨 일을 하고 있는지 알아차림을 유지합니다. 그래서 무의식적으로 불선한 행을 하지 말고, 현재 자신이 하는 행이 무엇인지 알고 행해야 합니다.

(2) 행주좌와 시에도 일어나는 느낌과 마음을 알아차림합니다

걸을 때 걷는 느낌, 서 있을 때 서 있는 느낌을 알아차림합니다. 걸을 때 얼굴, 팔, 다리로 스쳐 지나가는 공기의 느낌을 살핍니다.

또한 빨리 가려고 서두르는 마음도 알아차림합니다.

그리고 서 있다면 지금 어디에 서 있는지, 자세는 어떤지, 발이 바닥에 닿아 있는 느낌은 어떤지 알아차립니다. 그리고 줄 서서 기다릴 때도 몸의 자세와 위치 등을 알아차려봅니다.

⑶ 주변에서 들리는 소리와 음식 먹는 것도 알아차림합니다

주변에서 들려오는 소리를 관찰합니다. 전화벨 소리, 기차 소리, 차 경적 소리, 바람 소리, 문 닫는 소리 및 웃음소리 등 이 순간 주변에서 나는 소리에 머무르며, 이를 알아차림합니다.

음식을 먹을 때도 알아차립니다. 음식을 보고, 냄새 맡고, 소리를 듣고, 맛보고, 이를 씹어보고, 삼키면서 이때의 감각, 느낌 및 감정 등을 알아차림합니다.

⑷ 대화할 때도 알아차림합니다

듣고, 말할 때도 알아차림합니다. 그래서 대화하는 상대방의 말에 동의하는지, 반대하는지, 대화를 좋아하는지, 싫어하는지 등을 알아차림합니다. 이때 대화 내용을 과장하거나, 비하함이 없이 들리는 그대로 들을 수 있는지도 알아차림합니다.

⑸ 자신의 감정을 알아차림합니다

특히 일상 중에 불안 등의 괴로운 감정이 일어나면 하던 행을 멈추고, 이를 알아차리며, 이때 일어난 감정을 명상노트에 적습니다. 이를 습관화하면 괴로운 감정은 점차 줄어들 것입니다.

⑹ 일상의 삶에서 알아차림합니다

이렇게 명상 주제가 일상 중에 떠오르면 하던 행을 멈추고, 명상을 한 후에 그때의 경험을 명상노트에 적습니다. 이와 같이 일상에서 자신이 무슨 행을 하려는지 알고 행해야 하며, 그러면 이를 통해 마음의 괴로움은 서서히 사라질 것입니다.

16회차 - 모임 전 긴장 풀기 명상
(@ 훈련)

회의나 모임을 진행하기에 앞서 긴장하는 자신의 모습을 관찰할 수 있습니다. 만약 긴장하는 자신의 모습이 관찰된다면 우선 몸과 마음을 편하게 해줍니다. 그리고 숨을 깊게 들이마시고 내쉬면서 몸과 마음에 일어나는 긴장을 풀어봅니다. 그래도 긴장이 계속된다면 마음을 편안하게 하고 긴장 풀기 명상을 합니다. 만약 수행자가 의자에 앉아 있다면 의자에서 등을 띄우고, 허리는 세우며, 무릎은 바닥과 수평을 유지합니다. 이렇게 몸을 편안하게 하고 호흡을 자연스럽게 합니다. 눈은 살며시 감고, 코로 세 번 크고 깊게 심호흡을 합니다. 그리고 숨을 내쉬면서 몸의 각 부분을 이완합니다.

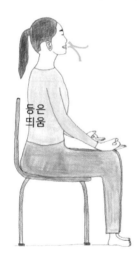

등은 띄움

이제 그 자세에서 숨을 깊이 들이마시고 양쪽 다리를 수축해줍니다. 그리고 숨을 멈춘 상태에서 6초간 이런 상태를 유지합니다. 이번에는 숨을 내쉬면서 다리의 긴장을 풀어줍니다. 이런 방식으로 회의 전 활용 가능한 시간 동안 다리 → 배 → 가슴 → 양팔 → 어깨 → 목 → 머리 등의 순으로 명상을 반복해서 진행합니다(반복). 그리고 명상이 끝나면 몸을 좌우로 움직여보고, 살며시 눈을 뜹니다.

17회차 - 근력강화명상
(@ 훈련)

먼저 수행자세를 취합니다. 코로 세 번 크고 깊게 심호흡을 합니다. 그리고 숨을 내쉬면서 몸의 각 부분을 이완합니다.

우선 마음을 편안하게 하고 몸의 형태를 관찰합니다. 이어서 몸에서 강한 기운이 느껴지는지, 약한 기운이 느껴지는지 관찰해보고, 명상을 통해 근력을 강화하려는 의지를 일으킵니다.

이어서 자신의 호흡에 집중합니다. 숨을 충분히 깊게 들이쉬고, 6초간 숨을 멈추고, 다시 숨을 충분히 깊게 내쉽니다. 이때 호흡은 최대한 자연스럽게 하며, 시간 간격은 자신의 호흡에 맞게 조절합니다. 이제 숨을 들이쉴 때는 근력 강화를 원하는 곳에 에너지와 힘이 생성된다고 느끼면서 하고, 숨을 멈출 때는 에너지와 힘이 근육 속으로 스며든다고 느끼면서 합니다. 그리고 숨을 내쉴 때는 모든 피로가 숨과 함께 밖으로 나간다고 느끼면서 합니다. 이런 방식으로 점차 시간을 늘려갑니다.

그래서 다음에는 숨을 충분히 깊게 들이쉬고, 8초간 숨을 멈추고, 다시 숨을 충분히 깊게 내쉽니다. 다음에는 숨을 충분히 깊게 들이쉬고, 10초간 숨을 멈추고, 다시 숨을 충분히 깊게 내쉽니다. 이런 방식으로 들이쉬고 내쉬는 시간의 간격이나 횟수는 수행자가 할 수 있는 범위 내에서 조절합니다. 그리고 다시 거꾸로 내려가며, 순환 방식으로 명상을 하기도 합니다(반복).

이제 편안해진 마음으로 고요한 상태에서 싱잉볼이 울리면(땡땡 땡) 마무리 명상을 합니다. 이제 몸을 좌우로 움직여보시고, 조용히 눈을 뜹니다.

18회차 - 문제 해결을 위한 명상
(ⓑ, ⓒ 훈련)

명상 전에 우선 해결해야 할 문제가 무엇인지 종이에 적습니다. 그리고 명상 자리 옆에 필기구, 문제를 적은 종이, 이면지를 놓습니다. 이어서 해결해야 할 문제를 크게 읽어봅니다.

그리고 수행자세를 취합니다. 이어서 코로 세 번 크고 깊게 심호흡을 합니다. 그리고 숨을 내쉬면서 몸의 각 부분을 이완합니다. 이어서 자신이 선택한 명상 시간 동안 자신의 명상 주제를 통해 명상을 합니다. 이때 해결해야 할 문제에 대해서는 생각하지 않습니다. 만약, 자신이 선택한 명상 주제가 호흡이라면 배의 일어나고 사라짐에만 집중하며, 이를 마음챙김하며 나아갑니다.

이렇게 명상을 하다 보면 문득 문제 해결방법이 마음에 떠오를 것입니다. 그러면 그것이 마무리될 때까지 그것을 성찰합니다. 이를 통해 어느 정도 생각이 정리되면 그것을 옆에 놓아둔 이면지에 적습니다(반복). 이렇게 해결방법이 정리될 때까지 명상을 반복합니다. 만약에 정해진 명상 시간 안에 문제 해결방법이 떠오르지 않는다면, 마음에 긴장을 풀고 마음에 집중력과 통찰력의 힘을 키우는 데 주력합니다(반복).

그리고 이런 방식을 통해 명상이 끝나면 마무리 명상을 합니다. 그리고 명상을 마무리한 뒤 한층 강화된 집중력과 통찰력을 갖고, 문제를 숙고하며, 해결방법을 찾아 나아갑니다.

이 방법은 머리에 있는 정신으로만 문제를 해결하려는 것이 아니라, 마음, 의식, 정신을 통괄하는 통찰의식을 활용해서 문제의 해결방법을 찾고, 이를 풀어나가고자 하는 방법입니다.

19회차 - 잠드는 명상
(@ 훈련)

먼저 잠자리에 편안하게 눕습니다. 그리고 코로 세 번 크고 깊게 심호흡을 합니다. 이어서 숨을 들이마시고 숨을 내쉬면서 몸의 각 부분을 이완합니다.

이제 바닥에 닿은 몸의 상태를 알아차립니다. 그리고 주변에서 들리는 소리가 있다면 이것도 알아차립니다… 이어서 자신의 호흡을 살펴보며, 호흡을 편안하게 유지합니다… 그리고 오늘 하루 일과를 되돌아보면서 이를 참회하고, 반성하며, 다짐하고, 감사하는 시간을 갖습니다(예: 잠자리에서 일어남, 욕실로 감, 샤워를 함, 아침 먹음, 직장으로 감, 오전에 회의를 함, 점심을 먹음…잠자리에 듦. "오늘 한 잘못이 있다면 이를 참회합니다", "앞으로는 더 나은 삶을 살겠다고 다짐합니다", "제가 지금 갖고 있는 것에 감사합니다").

이제는 발가락에서 머리까지 몸을 이완하며, 잠에 드는 명상을 합니다. 발가락에서부터 몸의 각 부위마다 '스위치를 끔!'이라고, 그곳에 마음을 전합니다(예: "머리 스위치를 끔!"). 이렇게 발가락, 양발, 허리, 가슴, 목, 입, 코, 눈, 머리로 이동합니다(반복). 이때는 이를 잠들기 위한 수단으로 여기지 말고, 심신의 스위치를 끈다고 생각하면서 합니다. 또한 몸에 스위치를 끌 때 하나부터 열까지 숫자를 세기도 합니다(반복). 그래서 이것에 집중하면서, 마음을 고요하게 합니다.

이렇게 명상을 유지하고, 마음을 평온하게 하면서 잠자리에 드는 습관의 길을 들입니다.

20회차 - 감정을 다스리는 명상
(ⓐ, ⓑ 훈련)

감정을 다스리는 명상을 하려면 평상시에도 이완명상과 자애명상 등을 통해 마음을 고요하게 하는 습관을 들여야 합니다. 그리고 나서 감정을 다스리는 명상을 합니다. 우선 마음에서 분노, 낙담, 슬픔, 불안 등의 괴로운 감정이 일어나면 하던 행을 멈추고, 감정이 몸의 어디에서 일어나는지 확인해봅니다. 이를 통해 감정의 모양, 크기, 위치 등을 알아봅니다.

그리고 감정을 확인했으면 이렇게 일어난 감정에 이름을 붙여봅니다. 그래서 일어나는 감정이 불안이면 "불안~ 불안~ 불안~" 등으로 괴로운 감정에 이름을 붙입니다(반복).

그러나 괴로운 감정을 관찰하기 힘들다면 그 상태에서 그대로 호흡명상을 합니다. 그러면서 감정이 몸에 어떤 영향을 주는지 알아차립니다. 이를 통해 일어나는 감각을 확인해봅니다(반복). 그래서 몸에서 일어나는 긴장이나, 가슴의 답답함 등 몸에서 나타나는 감각을 관찰합니다(반복). 이번에는 깊은 호흡명상을 합니다. 그래서 숨을 깊게 들이쉬고, 6초간 숨을 멈추고, 다시 숨을 깊게 내쉽니다. 이런 호흡명상을 반복합니다. 이어서 소망만트라 명상을 합니다(반복). 이런 방식으로 호흡명상을 통해 괴로운 감정의 확산을 멈추게 하고, 소망만트라 명상을 통해 감정을 다스립니다. 이렇게 명상을 유지합니다.

이제 편안해진 마음으로 고요한 상태에서 싱잉볼이 울리면(떵떵떵) 마무리 명상을 합니다. 이제 몸을 좌우로 움직여보시고, 조용히 눈을 뜹니다.

21회차 - 괴로운 감정 치유명상
(ⓑ, ⓒ 훈련)

먼저 수행자세를 취합니다. 코로 세 번 크고 깊게 심호흡을 합니다. 그리고 숨을 내쉬면서 몸의 각 부분을 이완합니다.

지금 마음에 불안, 초조, 우울 등 어떤 괴로움이 일어나고 있는지 살펴봅니다. 이때는 일어나는 괴로움에 이름을 붙이지는 않습니다. 그리고 그냥 일어나는 그대로 괴로운 감정을 알아차립니다. 그래서 이런 감정을 알아차렸다면, 이제는 이것을 형상화해봅니다. 그런데 괴로운 마음이 형상화되지 않는다면 이때는 자연스럽게 호흡명상으로 마음에 평정을 찾습니다(반복).

그리고 괴로운 감정의 형상을 마음에 만들 수 있다면 이를 형상화합니다. 이렇게 형상화한 마음을 이제는 몸 바깥으로 끄집어냅니다. 그리고 몸 바깥으로 끄집어낸 괴로운 형상을 몸의 2m 앞에 내려놓습니다. 그리고 이를 관찰합니다.

그래서 우선 괴로운 형상의 모양을 살펴봅니다. 그것의 모양이 둥그런지? 네모난지? 뾰족한지? 길다란지? 납작한지? 그리고 괴로움의 색깔을 살핍니다. 청색인지? 황색인지? 빨간색인지? 흰색인지? 다음으로 괴로움의 무게를 살핍니다. 무거운지? 가벼운지? 그리고 괴로움의 크기를 살핍니다. 골프공만 한지? 농구공만 한지? 집채만 한지? 다음으로 괴로움이 움직인다면 이의 속도를 살핍니다. 빠른지? 느린지? 그리고 괴로움의 힘을 살핍니다. 힘이 센지? 약한지? 이렇게 괴로움이 일어나면 이에 대한 형상을 만들어보고, 이의 성질을 관찰합니다.

이런 훈련을 통해 이제는 괴로움과의 투쟁은 그만하고, 앞으로는 있는 그대로 그것을 관찰하겠습니다. 그러면 그것이 이전과는 다르게 변하는 것을 알 수 있을 것입니다. 이렇게 그것의 변화를 마음챙김합니다. 이때도 그것을 알아차리기 힘들다면 그때는 자연스럽게 호흡으로 돌아가 마음에 평정을 찾습니다(반복). 그런 후에 마음을 다시 살펴봅니다.

그리고 이때 마음에서 어떤 다른 감정이 일어나는지 살핍니다. 그것이 이전과는 다른 감정인지? 그래서 일어나는 감정이 '불만'인지? 어떤 감정인지? 이렇게 이전과는 다른, '불만'인 감정이 일어났다면 이런 감정을 다시 형상화하고 이를 몸 밖으로 꺼내서 첫 번째 살펴보았던 괴로운 감정의 옆에 놓습니다.

그리고 두 번째 일어난 감정의 모양, 색깔, 무게, 크기, 속도, 힘 등도 살핍니다(반복). 그러고 나서 첫 번째 살폈던 괴로운 감정의 형상을 다시 한번 바라봅니다. 첫 번째 살펴보았던 괴로운 감정의 모양은 어떻게 변해 있나요? 더 커졌는지? 더 작아졌는지? 더 가벼운지? 더 무거운지? 그리고 그것이 나에게 어떤 영향을 주는지 살펴봅니다. 그것이 점차 작아져서는 사라질 수도 있습니다. 한번 살펴보세요. 이렇게 첫 번째 괴로운 감정에 변화가 있다면 이제는 두 번째 괴로운 감정으로 돌아와서 그것을 있는 그대로 바라봅니다. 이때도 괴로운 감정을 바라보기 어렵다면 자연스럽게 호흡으로 돌아가 마음에 평정을 찾습니다(반복).

이렇게 정해진 시간 안에서 감정 바라보기 명상과 호흡명상을 반복합니다. 이제 편안해진 마음으로 고요한 상태에서 싱잉볼이 울리면(띵띵띵) 마무리 명상을 합니다. 이제 몸을 좌우로 움직이면서 조용히 눈을 뜹니다.

22회차 - 청까시나 명상
(ⓑ 훈련)

방 안에 있는 형광등 불빛을 10초간 바라봅니다. 그리고 눈을 감습니다. 그러면 형광등의 이미지가 아직 눈에 남아 있음을 알 수 있습니다. 이것이 마음의 니미따이며, 마음의 표상입니다.

먼저 수행자세를 취합니다. 코로 세 번 크고 깊게 심호흡을 합니다. 그리고 숨을 내쉬면서 몸의 각 부분을 이완합니다.

미리 흰 종이 위에 청색 까시나(30㎝ 청색 원)를 그려놓고, 이것을 시선이 바닥과 평행이 되도록 하여 2~3m 전방에 설치합니다. 이것에 시선과 마음을 고정시 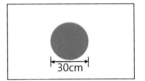 킵니다. 온 우주에 이것만 있다고 상상하며, 청까시나를 바라봅니다. 이때 눈에 힘을 주지 말고, 자연스럽게 바라봅니다. 눈을 찡그리거나 눈에 힘을 주지 않습니다. 이때는 긴장하지 말고, 최대한 자연스럽게 청까시나를 바라봅니다. 그리고 눈의 깜박임은 최대한 자연스럽게 합니다. 그러면 이제 눈을 감았을 때도 청색의 까시나가 이미지인 표상의 상태로 마음에 떠오를 것입니다. 그러면 그것을 바라봅니다. 이때 청색 까시나에 '물~ 물~ 물~'이라는 명칭을 붙이기도 합니다. 그리고 마음에 떠오른 청색 까시나의 표상이 어떻게 변하는지를 살펴봅니다(반복). 이를 정해진 시간 동안 계속 실천합니다. 이제 편안해진 마음으로 고요한 상태에서 싱잉볼이 울리면(떵떵떵) 마무리 명상을 합니다. 이제 몸을 좌우로 움직여보시고, 조용히 눈을 뜹니다.

23회차 - 수식관호흡명상
(ⓐ 훈련)

먼저 수행자세를 취합니다. 코로 세 번 크고 깊게 심호흡을 합니다. 그리고 숨을 내쉬면서 몸의 각 부분을 이완합니다.

코끝이나 윗입술의 한 점을 택해 그곳에서 숨이 들어가고 나가는 것을 관찰합니다. 이때 그곳을 스쳐지나가는 호흡의 감각에 집중합니다. 이것이 잘 느껴지지 않으면 그곳에 손을 대보기도 합니다.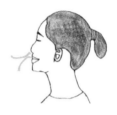

그래서 들숨·날숨이 코끝에 닿는 부분의 감각을 알아차립니다(반복). 이어서 들숨·날숨의 호흡에 숫자를 세어줍니다. 그래서 호흡의 들숨에 숫자를 세보거나, 호흡의 날숨에 숫자를 세보거나, 호흡이 멈출 때 숫자를 세보기도 합니다. 이 중에 하나를 선택해서 호흡에 숫자를 붙여줍니다. 이때 숫자는 다섯 이상 열 이하로 합니다. 그래서 호흡을 들이쉬고 내쉬면서 하나. 호흡을 들이쉬고 내쉬면서 둘(반복). 이렇게 호흡에 숫자를 붙이면서 열까지 올라갑니다. 이때 열까지 올라갔으면 다시 일부터 호흡에 숫자를 붙이면서 수식관 호흡명상을 합니다. 그리고 만약에 망상 등으로 호흡을 놓쳤다면, 일부터 다시 시작합니다(반복).

이렇게 호흡을 하면서 여기에 숫자를 붙이는 명상을 정해진 시간 동안 유지합니다(반복). 이제 편안해진 마음으로 고요한 상태에서 싱잉볼이 울리면(띵띵띵) 마무리 명상을 합니다. 이제 몸을 좌우로 움직여보시고, 조용히 눈을 뜹니다.

24회차 - 호흡명상
(ⓐ, ⓒ 훈련)

먼저 수행자세를 취합니다. 코로 세 번 크고 깊게 심호흡을 합니다. 그리고 숨을 내쉬면서 몸의 각 부분을 이완합니다.

이제 자리에서 편하게 뒤로 눕습니다. 그리고 자신의 왼손은 배에 갖다놓고, 자신의 오른손은 가슴에 갖다놓습니다. 이제 호흡의 일어나고 사라짐이 몸의 어디에서 일어나는지 관찰합니다. 이때 호흡이 가슴에서 느껴지는지, 배에서 느껴지는지? 호흡이 어디에서 느껴지는지 관찰합니다. 그리고 호흡이 규칙적인지, 불규칙적인지, 느린지, 빠른지도 살펴봅니다(반복).

이제는 코끝을 관찰합니다. 그래서 숨이 들어오고 나가는 곳, 바람이 부딪치는 코끝의 한 점을 응시합니다, 그곳으로 호흡이 들어오고 나갑니다. 이제 코에서 시작해서 가슴과 배로 숨이 이동하는 것을 느낍니다. 이렇게 숨을 깊게 들이마시면서 코에서 배로 숨이 이동하는 것을 관찰합니다. 이때 배의 일어나고 사라짐을 관찰합니다. 자신의 호흡이 배에서 어떻게 일어나고 사라지는지 관찰합니다(반복). 그리고 이를 기억해둡니다.

이제 자리에서 일어나 수행자세를 취합니다. 그리고 방금 전에 살펴보았던 배의 일어나고 사라짐을 관찰합니다… 이렇게 자신이 정한 시간 동안 호흡을 관찰하고, 알아차림을 유지합니다. 이를 통해 호흡에서 일어나는 변화를 감지해보고, 이를 "왜", "어떻게", "무엇을"이라며 성찰해봅니다(반복). 이제 편안한 마음으로 싱잉볼이 울리면(땡땡땡) 마무리 명상을 합니다. 이제 몸을 좌우로 움직여보시고, 조용히 눈을 뜹니다.

지혜의 방패를 만드는 실전명상

인간은 최소한의 공기, 물, 식량으로 삶을 영위할 수 있고 삶에서 일어나는 각종 어려움에도 충분히 대응할 수 있습니다.

그것은 인간의 마음에 인내심, 집중력 및 통찰력이 있기 때문입니다. 그러나 이들은 불선에 가려져 있어, 자신의 능력을 제대로 발휘하지 못합니다. 그래서 명상을 통해 마음을 닦아서 이들을 강화한 '지혜의 방패'를 갖춰야 합니다.

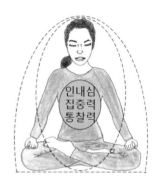

그래서 수행처에서 마음챙김 9기제를 훈련하는 목적은 실생활에서도 '현존·수용·자각'하는 3단계로 행을 할 수 있도록 하기 위해서입니다. 이를 통해 의식의 전면에 '지혜의 방패'를 형성해서 일상사를 헤쳐나가며 대행복을 증득할 수 있게 됩니다. 이렇게 삶의 괴로움에서 벗어나고 대행복에 도달하기 위해서는 실생활에서도 실전명상을 해야 합니다.

이제는 있는 그대로의 나를 받아들이고 존중합니다!
이제는 사람 만나는 것을 두려워하지 않습니다!
이제는 싫으면 싫다고 의견을 정확하게 피력합니다!
이제는 스트레스를 만들지도, 마음에 담아두지도 않습니다!
이제는 사회의 일원으로 당당하고 행복하게 살아나갑니다!

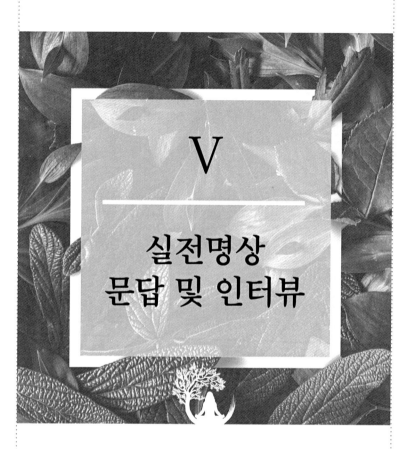

V

실전명상
문답 및 인터뷰

청년기와 성년기는 삶에 대한 의욕이 떨어지고, 자신감이 결여되고, 자존감도 많이 떨어졌던 시기였습니다. 그리고 공황장애, 대인기피증 및 지속적인 자살충동 등을 겪게 됩니다.

또한 내 안에 여러 '다른 나'가 있는 것을 느낍니다. 여기에는 삶을 회피하고, 비관하며, '괴로워하는 나'가 있습니다. 그리고 '불안해하는 나', '슬퍼하는 나', '질투하는 나' 및 '분노하는 나' 등 여러 '다른 나'가 있습니다. 나는 그러고 싶지 않은데 그들은 그렇게 해야겠다고 행동합니다.

그러나 나는 그들 속에 있으면서도 그들을 통제할 힘이 없습니다. 그래서 이런 여러 다른 '나'와 함께하는 삶은 괴로움의 연속이었습니다. 지금에 와서 회상해보면 무엇 때문에 그렇게 괴로워했는지 잘 모르겠습니다. 다만 모든 것이 괴로웠으며, 죽고 싶을 정도로 괴로웠습니다. 즐거우면 즐거워서 괴로웠고, 슬프면 슬퍼서 괴로웠습니다. 이유 없이 괴로웠습니다.

그래서 마음공부를 시작합니다. 이를 통해 내 안의 소중한 것들을 찾아가며, 마음의 본질을 이해하기 시작합니다. 그러자 떨어졌던 자존감도 되살아나고, 삶에 대한 긍정적인 마음도 일어나며, 자신감도 생깁니다. 이런 긍정적인 자존감은 나를 다시 사회의 일원으로 살아갈 수 있도록 나에게 힘을 주었습니다. 이렇게 나를 다시 사회로 불러내고, 사회의 일원으로 살 수 있도록 해준 것이 '실전명상'입니다.

그런데 인생길은 수없이 많습니다. 그중에서 매 순간 하나의 길을 선택하고,

이를 실천하면서 인생길을 가고 있습니다. 거기에는 슬픈 길도 있고, 즐거운 길도 있습니다. 이렇게 인생길은 희·노·애·락이 다양하게 펼쳐지는 길입니다. 그러니 그중에서 올바른 길을 선택해서 후회하지 않는 삶을 살아야 합니다. 이렇게 길을 가는 데 있어서 중요한 것이 '올바른 선택'과 '믿음'입니다. 이것이 있다면 바르게 갈 수 있습니다.

명상도 그렇습니다. 명상에 대한 '올바른 선택'과 '믿음'이 있다면 수행자는 자신의 명상 목표를 향해 바르게 갈 수 있을 것입니다. 그래서 수행자는 "내가 하고 있는 명상이 바른 길인지?", "내가 그 길로 잘 가고 있는지?" 계속 점검해봐야 합니다. 이를 통해 명상의 방향을 잘 잡아나가면 명상의 길은 잘 뚫릴 것이며, 명상 목표에 잘 도달할 수 있을 것입니다.

이를 위해서는 그 길을 먼저 간 마스터들의 도움이 필요합니다. 이를 통해 수행자는 듣고, 사유하며, 명상하는 문사수(聞思修)를 통해 올바른 명상 길을 갈 수 있을 것입니다. 따라서 명상 시에 마스터들과의 인터뷰는 꼭 필요합니다. 본장에서는 대학원이나 명상센터 등에서 명상을 시행하고, 안내하면서 경험했던 수행자들과의 문답 및 인터뷰 내용들을 정리했습니다.

명상은
인간의 삶 속에 있습니다

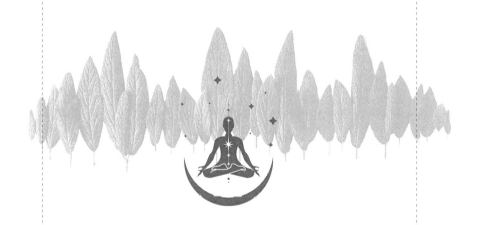

명상이란 무엇인가요?

명상은 영어로 'Meditation'이며, 이는 라틴어 'Mederi'의 '치유'라는 의미에서 왔습니다. 이런 명상의 의미에서 알 수 있듯이 수행자는 명상을 통해 몸과 마음을 치유하려 합니다. 그래서 몸과 마음을 대상으로 하며, 몸과 마음에 있는 것을 찾아내려고 합니다. 이처럼 명상은 몸과 마음에 없는 것을 만들어내는 것이 아니고, 있는 것을 드러내게 하는 것입니다.

이를 통해 수행자는 마음에 이미 있는 '고요하고, 평온하며, 청정한 공간'을 찾아내려 합니다. 이런 공간은 누구나 마음속에 이미 가지고 있는 것입니다. 그래서 수행자는 청정한 마음을 감싸고 있는 탐·진·치를 걷어내고, 그 안에 있는 '고요하고, 평온하며, 청정한 공간'을 찾아내서 이를 드러내려고 합니다.

이렇게 '마음챙김'으로 '청정한 마음'에 빨대를 꽂고 이를 끌어올려, 이를 통해 탐·진·치를 걷어내고, '고요하고, 평온하며, 청정한' 마음을 드러내려 합니다.

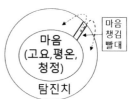

그래서 어려움이 가득한, 외부로 향하는 마음을 명상으로써 평온이 가득한 내부로 향하게 합니다. 이렇게 명상은 인간을 탐·진·치에 끌려다니는 삶이 아닌, '고요하고, 평온하며, 청정한 공간'에 있게 합니다. 이런 공간이 있기에 인간은 어려움에 직면하더라도 마음을 재충전해서 인생의 어려움을 극복하고, 서로 도우며, 재도약할 수 있게 됩니다.

왜 마음챙김 명상을 해야 하나요?

'마음챙김 명상'이란 '정신작용', '촉발', '마음챙김', '표상', '삼매', '집중', '성찰', '분명한 앎' 및 '지혜'라고 하는 마음챙김의 기제를 활용하는 명상을 말합니다.

그런데 수행자의 명상 목적이 고요함, 평온함, 청정함, 집중력, 통찰력 및 지혜를 얻는 것이라면 마음챙김 기제를 활용하는 명상을 통해 이를 얻을 수 있습니다. 이를 통해 수행자는 청정한 마음을 감싸고 있는 탐·진·치를 걷어내고, 청정한 마음이 드러나도록 합니다. 이렇게 마음챙김 기제를 활용해서 마음의 길을 선하게 만들어놓으면 일상사에서 선한 길로 갈 수 있습니다.

이처럼 인간의 마음은 만들어놓은 대로 일어납니다. 그래서 '마음챙김 명상'으로 마음을 청정하게 만들어놓으면 이는 인간의 마음을 욕망의 전도몽상에서 벗어나게 하고, 주체적인 능동적 삶을 살도록 하며, 인생 삶의 괴로움에서 벗어나게 합니다.

그래서 선한 마음을 갖고 인생의 주인으로 살고 싶고, 괴로움에서 벗어나고 행복하길 원한다면 '마음챙김 명상'을 해야 합니다. 또한 AI 시대를 대비해서 인내심, 집중력 및 통찰력을 기르고, 이를 통해 인류의 삶을 더욱 풍요롭게 하며, 대행복의 길을 향해 가고 싶다면 '마음챙김 명상'을 해야 합니다. 이렇게 수행자는 '마음챙김 명상'으로 청정한 길을 가게 됩니다.

명상을 왜 해야 하나요?

마음은 1초에도 1,200번의 생멸을 합니다. 그래서 마음이 일을 하는 전 과정을 사람의 인식체계가 알아차릴 수는 없습니다. 특히 잠재의식의 상태에서 마음이 하는 일은 인식공간 밖에서 일어나는 것이므로 이를 인식한다는 것은 쉽지 않습니다. 그러나 우리가 인식하지 못하더라도 인간의 삶을 살고 있는 동안은 마음은 잠시도 쉬지 않고, 끊임없이 일을 하고 있습니다.

그리고 마음이 일을 할 때는 지금까지 살아오면서 쌓아놓은 '업의 인연물'들을 토대로 일을 합니다. 그런데 인간이 갖고 있는 '업의 인연물'에는 탐·진·치의 번뇌들이 들어 있습니다. 그래서 우리가 인식하지 못하는 사이에 마음은 1초에도 1,200번 생멸하면서 마음에 있는 탐·진·치를 자동화, 중심화 및 동일화하며 삼체화하려 합니다. 이를 통해 불선한 것들을 마음에 늘어놓습니다. 그래서 마음을 가만히 놓아두면 삼체화를 통한 불선함으로 괴로움에 빠지게 됩니다. 그리고 이로 인해 정작 피해를 보는 건 괴로움에 빠지게 되는 우리의 마음입니다.

이렇게 불선한 마음들은 탐·진·치가 일어날 기회를 호시탐탐 엿보고 있습니다. 그러니 마음이 일어날 때 불선한 방향으로 삼체화되지 않도록 해야 합니다. 그래서 마음이 선한 방향으로 가도록 마음의 방향키를 단단히 틀어잡아야 합니다.

이처럼 마음이 괴로움을 일으키는 쪽으로 가지 않도록 선한 방향으로 마음을 틀어야 하는데 이것이 바로 명상의 기능입니다. 이를 통해 인내심, 집중력 및 통찰력을 얻을 수 있습니다.

삶에서 명상이 필요한 때는 언제인가요?

우리는 자신이 특별한 사람이라고 생각합니다. 자신이 우주의 중심이며, 자신을 통해 우주가 움직인다는 착각에 수시로 빠집니다. 그것은 우리의 인식체계가 자신을 중심으로 이루어졌으며, 인식체계 밖으로 의식을 확장할 수 없어서 어쩔 수 없이 자신을 중심으로 세상을 바라볼 수밖에 없기 때문입니다. 그러니 이런 착각에 빠지는 것은 어쩌면 당연합니다.

그런데 이것은 착각이 아닐 수도 있습니다. 실제로 우주인의 입장에서 보면 세상은 자신을 중심으로 움직입니다. 그래서 자신이 괴로우면 세상만사가 다 괴롭습니다. 그리고 자기가 소멸하면 세상도 없는 것입니다. 그러니 자신의 인식체계를 우주 전체로 확장해서 지혜로 세상을 바라볼 수 있어야 합니다. 이렇게 우리는 우주와 연결된 우주인이며, 우주의 중심이고, 우주를 움직일 수 있습니다. 이처럼 자신의 마음을 우주로 확장시킬 때 비로소 평온해지고, 청정해지며, 괴로움에서 벗어날 수 있습니다.

그리고 명상하다 보면 자신을 결코 한 가지 유형으로 규정할 수 없음을 알게 됩니다. 우리는 언제나 변합니다. 지금 순간과 다음 순간이 다르고, 오늘과 내일이 다릅니다. 그러니 특정한 것에 집착하는 것은 허상을 쫓는 것입니다. 자신에게 좋은 것을 찾고 집착을 하지만 이는 마음의 밸런스를 무너뜨리며, 괴로움을 낳습니다. 이처럼 '집착'하고, '갈망'하며, 전도몽상하는 마음이 일어나고, 마음에 괴로움이 쌓인다면 당신의 삶에 명상이 필요할 때입니다. 이렇게 우주인의 마음으로 명상을 해야 합니다.

명상은 수행처에서만 해야 하나요?

명상 장소는 정해져 있지 않습니다. 당신이 지금 명상을 떠올렸다면 지금 있는 그곳이 수행처이며, 지금 있는 시간이 명상할 시간입니다. 이렇게 명상의 장소와 시간은 정해져 있지 않습니다. 그러나 확실히 명상하기에 적합한 장소와 시간은 있습니다.

수행처에서는 주변의 수행자들을 보며 마음을 바로잡을 수 있습니다. 그래서 나태하지 않게 되고, 정진하게 되며, 명상의 자세와 마음가짐을 바르게 갖출 수 있습니다. 그리고 명상을 함께하는 도반에게서도 청정한 명상의 기운이 전해집니다.

또한 지도하는 마스터에게서도 청정한 명상의 기운이 전해집니다. 그러면 이런 청정한 기운들이 모여, 수행자에게 명상하기 좋은 환경을 만들어줍니다. 그러면 이를 통해 수행자의 명상은 목표한 방향으로 잘 나아가게 됩니다.

또한 청정도량인 수행처에는 청정한 명상의 기운이 가득합니다. 그리고 이곳에는 자신을 보호해주는 천신들이 있으며, 또한 수행처를 보호해주는 천신들도 있습니다. 이런 천신들의 선한 기운들이 모여 수행처의 명상 기운을 고요하고 평온하게 유지해줍니다. 그러면 수행자는 이런 선한 기운들의 도움으로 명상의 목적지로 잘 갈 수 있습니다.

그래서 명상의 초기에는 전문적인 수행처에서 마스터의 지도아래 명상의 토대를 잘 만들어놓는 것이 좋습니다. 이를 통해 명상의 토대가 잘 형성되면, 그 후에는 어느 장소, 어느 때라도 명상하기에 좋은 장소, 좋은 때가 될 것입니다.

왜 이렇게 다양한 명상을 소개하나요?

사람마다 근기와 마음 상태가 다르듯이, 목적지에 도달하는 방법도 다양합니다. 이를 반영하듯 세상에는 수많은 수행처와 명상센터 등이 있으며, 이곳에서 다양한 명상을 경험해볼 수도 있습니다. 그래서 수행자는 자신에게 적합한 명상 방법을 찾기 위해 다양한 명상을 경험해보기도 합니다. 그러나 명상의 목표에 도달하는 흐름은 비슷한 경향성을 갖고 있으며, 선법을 토대로 한 명상이라면 어떤 명상이라도 수행자의 명상 길에 도움을 주게 됩니다. 그래서 수행자가 명상 주제와 방법을 정했다면 이번 생에서는 그 방법으로 꾸준히 하는 것이 좋습니다.

이렇게 다양한 명상이 있듯이, 일상의 모든 순간이 명상 주제요, 명상 대상이 될 수 있습니다. 그래서 '행주좌와 어묵동정'이라 하듯이, 모든 대상이 명상의 대상입니다.

이렇듯 몸, 마음에서 일어나는 형상, 소리, 냄새, 맛, 동작 및 생각 등을 명상 주제로 할 수 있습니다. 또한 만트라, 글쓰기, 영화, 음악, 스포츠 및 메타버스 등 인생에서 접하게 되는 모든 것들이 '집중'과 '통찰'을 요하는 명상 주제가 될 수 있습니다. 그래서 수행자는 다른 명상보다 자신이 '집중'할 수 있고, '성찰'과 '통찰'이 잘 되는 명상 주제로 명상을 하면 됩니다.

이처럼 선함을 토대로 하는 모든 명상 주제가 자신에게 도움이 되겠지만, 그래도 그동안 자신이 쌓아놓은 삶의 행로나 근기에 따라 상대적으로 효과적인 명상 주제는 있습니다. 그러니 자신에게 적합한 명상을 선택해서 앞으로 잘 나아가면 됩니다.

살아 있음을 알아차리는 것이 명상인가요?

인간은 호흡을 통해 삶의 에너지와 활력을 얻으며 삶을 살아가고 있습니다. 만약에 호흡이 없다면 인간의 삶은 지속될 수 없습니다. 이처럼 호흡은 삶의 시작이며, 끝입니다. 삶은 호흡에서 시작되고, 호흡으로 끝납니다. 숨을 쉬면 생이고, 숨을 멈추면 멸입니다. 이렇게 호흡의 생멸을 통해 삶은 이어지며, 이것이 삶의 생멸로 이어집니다. 그리고 '성찰'을 통해 호흡의 생멸과 삶의 생멸에 대한 실상을 속속들이 파헤칠 수 있습니다. 이렇게 '성찰'은 생멸의 실상인 살아 있음을 알아차리는 것입니다. 이처럼 호흡명상으로 자신이 살아 있음을 알아차릴 수 있습니다.

그리고 몸과 마음의 개념을 관찰하는 집중명상이나 실제를 관찰하는 지혜명상이나, 모두 살아 있고 숨을 쉬고 있기 때문에 관찰이 가능한 것입니다. 그래서 호흡이 멈췄거나, 죽은 상태에서는 대상의 일어남도 없으며, 이를 관찰할 주체도 없게 됩니다. 그러니 내가 명상을 하고 있다는 것은 내가 살아 있다는 것을 확인하는 것이며, 이를 통해 내가 살아 있음을 관찰하고, 자신의 삶을 더욱 향상시키려 합니다.

이렇게 우리는 생·노·병·사하는 삶을 살아가고 있습니다. 그러니 삶의 과정에서 조건 따라 일어나고 사라지는 생멸의 희·노·애·락에 대해 너무 좋아할 것도, 슬퍼할 것도 없습니다. 왜냐하면 이것이 '집착'과 '갈망'을 낳게 되면 이는 괴로움을 가져오기 때문입니다. 이렇게 생·노·병·사하며, 희·노·애·락하는 실상에 대한 명상으로 내가 살아 있음을 알아차릴 수 있습니다.

명상을 통해 감각을 알아차리나요?

수행자는 명상으로 몸과 마음의 감각을 관찰하는 '감각초점훈련'이나 '심상화훈련'을 합니다. 이때 몸의 감각을 관찰하는 '감각초점훈련'에서는 몸의 감각을 지·수·화·풍의 특성으로 알아차리게 됩니다. 그래서 수행자는 '딱딱하다, 끈적하다, 뜨겁다, 활발하다' 등 지·수·화·풍의 특성으로 몸의 감각을 알아차립니다. 이렇게 몸의 감각을 알아차리면서 수행자는 감각을 통해 일어나는 미세한 생멸의 변화도 알아차릴 수 있게 됩니다. 이것이 몸의 감각을 알아차리는 '신념처명상'입니다.

그리고 이런 신체 감각의 미세한 알아차림으로 미세한 마음의 변화도 알아차릴 수 있습니다. 그래서 마음의 감각을 관찰하는 '심상화훈련'에서는 마음에서 일어나는 갖가지 선하거나 불선한 마음작용들을 관찰하게 됩니다. 이것이 마음을 알아차리는 '심념처명상'입니다. 이때 일어나는 마음의 감정은 신체 감각으로 나타날 수도 있습니다. 이렇게 감정이 일어날 때 몸의 감각을 관찰하고 있으면 괴로움이 괴로움으로 다가오지 않습니다.

왜냐하면 감정은 마음에서 일어나는 마음의 감각이기 때문입니다. 이렇게 수행자는 명상을 통한 '감각초점훈련'으로 몸의 감각을 알아차리며, 이를 관찰합니다. 그리고 '심상화훈련'으로는 마음의 감각을 알아차리며, 이를 관찰합니다. 이렇게 명상을 통해 몸의 감각과 마음의 감각을 알아차리며, 수행자는 '성찰강화훈련'의 단계로 나아갑니다.

자존감은 키워야 하나요?

범부 중에서도 어리석은 사람인 우인(愚人)은 자신에게 갖는 '내적 자존감'과 외부로 내세우고자 하는 '외적 자존감'이 지나치게 떨어져 있거나, 과도한 사람입니다. 그래서 명상을 통해 이들이 균형이 잡히도록 해야 하며, 이를 통해 인간의 종성은 '범부'에서 점차 '성자'의 단계로 나아가게 됩니다.

그래서 명상을 한 선한 사람인 '선인(善人)'은 겸손해지고, 다정다감하게 되며, 내적 자존감은 균형을 이루고, 외적으로 내세우고자 하는 자존감은 점차 엷어집니다. 그리고 어진 사람인 '양인(良人)'은 내적 자존감은 순화되며, 마음은 고요해지고, 평온해집니다. 그리고 외부로 내세우려는 외적 자존감은 거의 엷어집니다. 이를 통해 양인은 세상을 선한 곳으로 이끕니다.

그리고 '성자(聖子)'의 단계에서는 이런 내적 자존감마저도 서서히 엷어지며, 성자의 최상 단계인 아라한의 단계에서는 내적 자존감마저도 완전히 사라집니다. 그래서 아라한인 성자는 의식이 지혜로 가득 차게 되며, 마음에는 더 이상 나라고 내세울 만한 것이 없게 됩니다. 이렇게 명상을 하면 자존감의 올바른 정립을 통해 대자유와 대행복을 증득하게 됩니다.

[그림 V-1] 명상을 통한 자존감의 변화

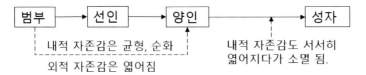

눈을 뜨고 명상을 해도 되나요?

눈·귀·코·혀·몸·정신으로 들어오는 모든 감각들이 명상 대상입니다. 그런데 명상의 초기에는 집중해야 할 대상이 많으면 명상에 어려움을 겪습니다. 그래서 명상의 초기에는 살펴볼 명상 대상을 축소시켜서 축소된 대상에 오롯이 집중하는 것이 좋습니다. 그런 후에 수행력이 쌓이면 명상 대상을 점차 확대해서 일상에서 일어나는 모든 것을 명상 대상으로 합니다.

그래서 명상훈련을 하는 수행처에서는 눈·귀·코·혀·몸·정신으로 들어오는 것을 최소화해서 명상에 집중하려 합니다. 따라서 수행처에서는 눈을 감고 명상을 하는 곳이 많습니다. 그러나 이것은 절대적인 것이 아닙니다. 오히려 눈을 뜰 때 명상 대상에 집중하는 것이 잘 된다면 눈을 뜨고 할 수 있습니다. 그래서 눈을 뜨고 하는 명상 방법으로 명상을 하는 수행처들도 많이 있습니다. 그러니 자신의 상황이나 명상 주제 등에 맞춰서 눈을 감는 것을 선택하면 됩니다.

운동을 할 때도 운동선수의 기본자세는 중요합니다. 그러나 어느 정도 운동에 대한 전문성이 갖춰지면 자신만의 자세를 취하기도 합니다. 그리고 그 자세가 자신에게 잘 맞을 수도 있습니다. 그러나 그것은 기본기가 충실하게 갖추어졌기 때문에 가능한 것입니다. 그러니 명상에서도 일정한 단계에 오르기까지는 마스터의 지시를 따라 수행자세를 갖추는 것이 좋습니다.

그리고 그것이 익숙해지면 자신만의 방식으로 일상생활에서 명상을 유지하고, 지혜 증득을 향해 나아가면 됩니다.

명상 기제가 잘 작동되지 않습니다

'지혜'의 힘이 부족하거나, '집착'과 '갈망'이 강하면 명상 기제가 잘 작동되지 않을 수 있습니다. 이때는 여기에서 물러서지 말고, "지혜가 우선이지!"라고 다짐하면서, 과감하게 '지혜'를 "꽉" 써줘야 합니다. 이를 통해 '집착'과 '갈망'에서 벗어나도록 해야 합니다. 대표적인 집착과 갈망에는 물욕, 수면욕, 식욕, 성욕 및 명예욕의 오욕락 욕망이 있습니다. 만약에 명상 시에 이들이 올라오면 과감하게 지혜를 "꽉" 써서, 이들을 떨쳐버려야 합니다.

그래서 지혜가 집착과 갈망을 이기도록 해야 합니다. 가령 명상할 때 물욕에 대한 욕망이 일어나면 "이것은 마음일 뿐야!"라고 알아차리고, "이것이 즐길 만한 것인가, 그런 것인가?", "너는 그냥 마음일 뿐이야", "일어나는 것일 뿐이야"라고 하면서, "명상으로 대행복인 지혜를 얻어야지!"라고, 분명히 지혜를 "꽉" 써줍니다. 이렇게 지혜를 밀어붙이는 힘이 있어야 합니다.

그러나 마음이 '집착'과 '갈망'에 끌려다니며, 갈팡질팡하면서 "화도 내고 싶고, 평온함도 얻고 싶어!", "탐욕을 즐기고도 싶고, 고요함도 얻고 싶어!" 한다면 이렇게 방향이 반대인 둘 다를 얻을 수는 없으며, 이를 통해 마음을 고요히 할 수도 없습니다.

그러면 명상 시에 명상 기제가 잘 작동되지 않습니다. 그러니 마음에 '집착'과 '갈망'이 올라와도, 여기에 끌려다니지 말고, 지혜의 힘을 확 밀어붙여서 이를 밀어내야 합니다. 이처럼 '집착'과 '갈망'에 끌려다니지 않고 지혜를 밀어붙이는 힘이 있어야 명상 기제가 잘 작동됩니다.

망상이 수시로 들어오고, 명상이 어려워요

명상이 익숙해지면 망상 등을 포함한 오장애가 일어나지 않습니다. 그러나 명상의 초기에는 망상이 많이 일어납니다. 그런데 명상한다고 특별히 망상이 많아진 것은 아닙니다. 평상시에는 망상이 일어나도 이를 느끼지 못하다가 명상으로 마음이 고요해지자 이를 알아차리게 된 것입니다. 그래서 이는 자연스러운 현상이며, 이럴 때는 망상도 명상 대상으로 삼으면 됩니다.

그런데 일상생활에서는 이보다 더 많은 망상들이 마음으로 들어오고, 나갑니다. 그러나 일상의 분주함으로 인해 이를 알아차리지 못하고 더욱 망상을 키우고 있습니다. 그래서 일을 끝냈는데도 마음은 더 괴롭고 무겁습니다. 이렇게 마음에서 일어나는 망상은 일상에 장애를 일으키고, 괴로움을 유발합니다. 그래서 명상으로 망상이 일어나는 것을 줄이고 소멸시켜야 합니다.

그리고 망상이 일어난 것을 알았다는 것은 당신이 지금 이 순간 명상을 하고 있었다는 것을 말해주기도 합니다. 그러니 명상에 집중해서 마음의 틈을 줄이면 망상은 줄어들 것입니다.

이렇게 괴로움을 유발하는 망상에서 벗어나는 방법은 망상을 우회하는 방법과 망상의 뿌리를 소멸시키는 방법이 있습니다.

우선 명상의 초기에는 망상을 우회하는 것이 좋습니다. 그래서 명상 대상을 늘려서 망상이 일어날 틈을 줄입니다. 이를 통해 망상은 줄어들고, 마음이 고요해지며 평온해질 것입니다. 그러면 이제는 망상의 실상을 꿰뚫어보고, 성찰하며, 이를 소멸시키는 지혜명상으로 망상의 뿌리를 제거해 나아갑니다.

명상 시 망상이 일어나지 않도록 하는 방법이 있나요?

수행자가 명상 시에 가장 많이 접하는 것이 망상입니다. 그런데 여기서 벗어나기는 쉽지 않습니다. 왜냐하면 인간은 전생의 업으로 인해 마음에 '업의 인연물'들이 많이 쌓여 있기 때문입니다. 이런 '업의 인연물'들로 인해 망상은 계속 일어납니다. 그래서 망상에서 벗어나는 방법에는 망상을 우회하는 방법과 망상을 소멸시키는 방법이 있습니다.

우선 명상의 초기에는 망상을 우회하는 방법을 권해드립니다. 이는 마음을 바쁘게 해서 망상이 일어날 틈을 주지 않는 것입니다. 그래서 명상 전에 자비와 보시 등을 통해서, 마음을 고요하게 하고 평온하게 합니다. 그러면 마음은 순일해지고, 망상은 줄어들 것입니다. 그리고 명상 시에 숫자를 세기도 합니다. 숫자는 5 이상, 10 이하로 합니다. 그래서 "들숨 날숨 하나~"…"둘숨 날숨 열~" 이렇게 호흡에 숫자를 붙여줍니다. 또는 호흡에 몸의 명칭을 붙여줍니다. 그래서 "들숨 날숨 왼쪽 귀, 오른쪽 귀", "들숨 날숨 왼쪽 어깨, 오른쪽 어깨" 등의 명칭을 붙이며 망상이 마음으로 들어올 틈을 주지 않습니다.

그리고 호흡명상 시에 호흡이 부자연스러우면 이 사이로 망상이 들어올 수도 있습니다. 그래서 자신의 자연스러운 호흡을 찾도록 해야 합니다. 이때는 크게 심호흡을 하고, 여러 번의 반복훈련을 통해 자신의 호흡을 알 수 있으며 이런 자연스러운 호흡명상으로 망상은 줄어들 것입니다. 또한 지혜수행으로 괴로움의 종자를 소멸시켜서 망상을 소멸시키는 방법도 있습니다.

행선 시 망상을 제거하는 방법은?

걸음을 걸을 때도 망상이 들어옵니다. 그런데 망상은 명상에 장애를 주기 때문에 이는 피해야 합니다. 특히 시리즈로 망상이 진행되는 것은 피해야 합니다. 그래서 '군만두 먹을까, 찐만두 먹을까? → 이런 망상 했네, 명상해야지' → '그래, 군만두가 나을 거야 → 이런 망상 했네, 명상해야지' → '집에 간장은 있나? → 이런 망상 했네, 명상해야지' → '아마 군만두가 냉장고 둘째 칸에 있지? → 이런 망상 했네, 명상해야지' → '아니야, 세 번째 칸에 있을 거야 → 이런 망상 했네, 명상해야지'… 이렇게 시리즈로 망상을 진행하면 안 됩니다.

또한 망상이 일어난다는 것은 마음으로 망상이 들어올 틈이 있으며, 마음챙김이 멈춰 있다는 뜻이기도 합니다. 그러면 이런 틈으로 망상이 비집고 들어옵니다. 그래서 망상이 일어나지 않으려면 마음에 망상이 들어올 틈을 주지 않아야 합니다. 그러나 명상의 초기에는 세밀하게 관찰할 고요함이 부족합니다.

그래서 명상 대상을 무더기로 보기 때문에 무더기 사이의 틈으로 망상이 들어옵니다. 이처럼 망상이 줄어들려면 망상이 들어올 틈을 주지 않아야 합니다. 그래서 명상 대상을 늘려서 마음을 바쁘게 움직이는 등 명상 대상에 집중하는 힘을 길러야 합니다. 그리고 왼발, 오른발을 빠르게 걷는 방법도 있습니다.

또한 망상이 일어나면 반드시 걸음을 멈추고, '망상~ 망상~ 망상~'이라는 명칭을 붙여줍니다. 이렇게 확실하게 멈추는 동작을 통해 망상을 완전히 끊어준 후에 명상을 다시 진행합니다.

3분 명상이 왜 중요한가요?

인간의 매 순간은 선택의 순간입니다. 인간은 태어날 때 전생에서 '존재지속심'을 갖고 태어납니다. 그런데 이때의 존재지속심이 토끼의 존재지속심이면 토끼로 태어나고, 사람의 존재지속심이면 사람으로 태어납니다. 그리고 인간으로 태어나도 자신이 태어날 곳, 가문, 집 등을 선택해서 태어납니다. 또한 죽을 때도 다음에 태어날 곳을 선택해서 태어납니다. 그러니 자신이 선택해서 태어난 현재의 위치에 슬퍼하거나, 괴로워할 것이 없습니다. 왜냐하면 그것은 자신이 선택해서 자신이 받은 과보이기 때문입니다. 이렇게 인간의 역사는 매 순간 선택의 역사입니다.

그래서 선택의 순간에서 3분은 중요합니다. 3분만 참고, 3분만 잘해도 인생이 바뀝니다. 이렇듯 명상으로 3분 전과 3분 후의 인생이 바뀝니다. 그래서 실행하기 전 3분, 마감하기 전 3분, 죽기 전 3분은 중요합니다. 이때가 자신의 삶을 바꿀 수 있는 절호의 기회입니다. 또한 3분 명상으로 마음에 선한 습관을 만들 수도 있습니다. 그래서 매일 명상하는 습관으로 선한 마음의 길을 들인다면 괴로움이 일어나도 마음은 선한 길로 갈 것입니다. 이를 통해 마음의 괴로움은 줄어들게 됩니다.

이렇게 명상으로 3분 내에 고요함을 얻을 수 있다면 이는 죽음의 순간에도 작동됩니다. 그래서 죽음의 순간에 3분 명상으로 고요함을 유지할 수 있다면 수행자는 범천이나 선처의 과보를 받을 수 있습니다. 이처럼 매 순간 생멸하는 인생에서 이를 바꾸는 데는 3분이면 충분합니다.

마음의 본성은
일어나는 것입니다

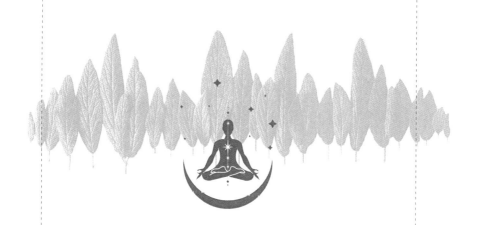

몸과 마음에도
자동 면역체계가 있나요?

몸과 마음으로 질병이나, 불선심소 등이 들어오면 심신의 '자동 면역체계(몸의 면역세포, 마음의 선심소)'에 의해 심신은 자동으로 치유됩니다. 이때도 심신에 '자동 면역체계'를 갖추어놓은 만큼 치유됩니다. 그러니 이들을 잘 갖추어놓아야 합니다.

(1) 몸의 자동 면역체계

인간은 수많은 생을 거치면서 몸의 항원, 항체, 면역세포가 몸에 자리를 잡게 됩니다. 이를 통해 인류를 위협하는 각종 질병을 이겨낼 수 있었습니다. 또한 운동, 백신 및 의료적 치료기제 등의 개발로 면역체계의 힘을 키우며 진화된 몸을 갖게 됩니다. 이렇게 인류는 질병에 대한 면역체계를 갖고, 몸의 진화를 겪으면서 현재까지 유효한 삶을 유지해오고 있습니다.

이를 통해 면역체계는 외부에서 질병이 들어오면 인간의 몸을 자연치유합니다. 물론 약이나 의료기술의 도움을 받기도 합니다. 이렇게 내가 질병을 몸 밖으로 꺼내서 그것을 치유하고, 치유된 세포를 몸 안으로 넣는 것이 아닙니다. 내가 손을 대지 않아도, 내 몸에 있는 면역 세포들이 자동적으로 움직여서 외부의 질병을 자연치유합니다. 그래서 내가 특별한 행위를 하지 않아도, 하룻밤 자고 나면 몸에 난 상처나 염증이 낫기도 합니다. 이것이 몸의 '자동 면역체계'이며, 이를 통해 건강을 유지할 수 있었습니다.

⑵ 마음의 자동 면역체계

인간은 수많은 생을 거치면서, 마음에도 '자동 면역체계'를 갖추게 됩니다. 이것은 생존을 위해 어쩔 수 없었습니다. 이것이 없었다면 괴로움에 빠져 인류의 역사는 중단됐을 것입니다. 그래서 마음에 괴로움이 들어오면 마음의 '자동 면역체계'인 선심소가 작동돼서 마음으로 들어온 괴로움을 치유하게 됩니다. 내가 마음을 밖으로 꺼내서 이를 치유하는 것이 아닙니다.

그래서 선도 아니고, 불선도 아닌 '무기의 심소'를 통해 괴로움이 파악되면, 이때 '선심소'의 '자동 면역체계'가 작동돼서 괴로움인 '불선심소'를 치유합니다. 이것이 마음의 '자동 면역체계'입니다. 그런데 이런 '자동 면역체계'는 명상을 통해 활성화되며, 힘을 더 키울 수 있습니다. 이를 통해 마음의 '자동 면역체계'는 점차 강화된 면역체계를 갖게 됩니다.

이처럼 강화된 '자동 면역체계'를 가진 사람은 어떤 역경 속에서도 살아남을 수 있게 됩니다. 그러면 이들을 통해 인류의 역사는 지속되고, 발전할 것입니다.

[그림 V-2] 심신의 '자동 면역체계'

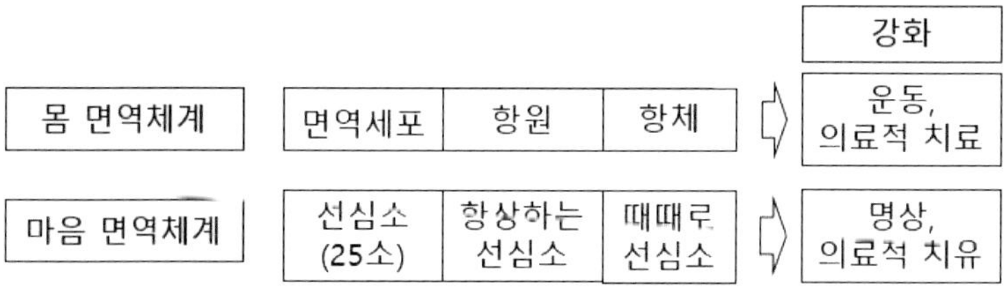

몸 면역체계	면역세포	항원	항체	⇨	강화
					운동, 의료적 치료
마음 면역체계	선심소 (25소)	항상하는 선심소	때때로 선심소	⇨	명상, 의료적 치유

마음에도 신경계가 있나요?

마음(G)에는 '樂(즐거움)의 신경계', '苦(괴로움)의 신경계' 및 '不苦不樂(무기)의 신경계'가 있습니다. '樂의 신경계'는 인간의 마음을 즐거움으로 인도하고, '苦의 신경계'는 인간의 마음을 괴로움으로 인도하며, '不苦不樂의 신경계'는 작용만 합니다.

인간은 인생을 통해 생·노·병·사하며, 희·노·애·락하는 삶을 살고 있습니다. 인간의 원래 마음(G)은 평온합니다. 그런데 여기에 외부작용이 발생하면 마음은 평온에서 고·락으로 이동합니다.

이렇게 마음을 고·락으로 이동시키기 위해서는 에너지가 필요하며, 이런 에너지는 마음에 힘이 들게 합니다. 이를 통해 '苦의 신경계'는 탐욕과 분노를 불러와서 괴로움을 일으키며, '樂의 신경계'는 집착과 갈망을 불러와서 괴로움의 원인이 됩니다.

[그림 V-3] 마음(G)의 '중추신경계'와 '말초신경계'의 작용

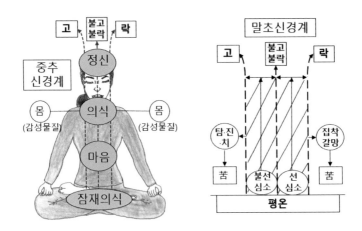

이렇게 평상시에 평온 상태로 있던 마음(G)에 잠재의식을 통해 마음의 ‘중추신경계’인 ‘마음·정신·의식’에 외부 대상이 들어오면 눈의 감성물질에 의해 안식이 형성됩니다. 이때 ‘중추신경계’에 힘이 들어가면 이는 고·락을 발생시키며, 불선심소나 선심소에 의해 ‘말초신경계’가 작동됩니다. 이때 탐·진·치, 집착 및 갈망이 일어나서 괴로움에 빠지지 않도록 해야 합니다.

　그래서 명상으로 ‘고·락의 신경계’에 선심소를 채워넣어 괴로움은 소멸시키고, 즐거움은 대행복의 길로 가도록 ‘선의 신경계’를 만들어야 합니다. 이렇게 마음(G)에는 ‘樂의 신경계’, ‘苦의 신경계’, ‘不苦不樂의 신경계’인 ‘말초신경계’가 있습니다.

마음(G)은 '마음·의식·정신'으로 구별되나요?

인간의 마음(G)은 '마음·의식·정신'인 '중추신경계'로 구성됩니다. 그리고 이를 통해 한생의 삶을 살아갑니다.

이때 머리에 있는 '정신'은 인간의 삶에서 이성적인 판단을 하게 합니다. 그래서 '정신'의 방향성으로 인해 인간 행의 방향성이 결정됩니다. 따라서 '정신'의 방향성이 탐·진·치에 물들면, 세상을 왜곡해서 인식하게 됩니다. 그러니 머리로만 대상을 판단하고 행동하는 것은 탐·진·치를 유발하므로 이는 피해야 합니다. 그래서 '정신'의 방향성을 잘 갖춰놓아야 합니다.

그리고 '의식'은 마음(G)의 흐름에 영향을 주며, 마음(G)에 인식적인 작용을 하며, '마음'은 마음(G)에 감정적인 작용을 합니다. 이렇게 인간의 마음(G)은 '마음·의식·정신'으로 구성됩니다.

이런 마음·의식·정신은 잠재의식(존재지속심)과 연결되며, 인간의 삶에 윤회의 연결고리를 형성합니다. 이처럼 인간의 삶은 마음·의식·정신인 마음(G)의 '중추신경계'에 의해 좌우됩니다.

이렇게 인간은 '의식'과 연결된 눈·귀·코·혀·몸·정신에 있는 감성물질을 통해 대상을 파악합니다. 이것이 '중추신경계'의 역할입니다. 그리고 이것은 '말초신경계'인 고·락의 신경계와 연결되어 고·락을 발생시킵니다. 그래서 탐·진·치에 물든 '정신'으로 만 대상을 인식하지 말고, 명상을 통해 의식의 전면에 '통찰의식'을 확립해야 합니다. 그리고 '중추신경계'인 '마음·의식·정신'을 통합해서 관장하는 '통찰의식'을 통해 '지혜의 방패'를 확립해서 이를 통해 대상을 인식하며, 지혜의 행을 해야 합니다.

이처럼 행복하려면 마음(G)의 '중추신경계'를 잘 닦아놓아야 합니다. 그래야 인간 삶의 괴로움에서 벗어날 수 있습니다.

[그림 V-4] 마음·의식·정신인 '중추신경계'의 작용

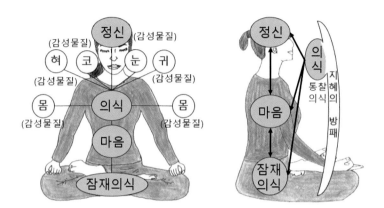

몸과 마음은 고정된 것인가요?

인간은 몸과 마음으로 구성됩니다. 그런데 이들은 내가 지금 입고 있는 셔츠와도 같습니다. 그래서 조건이 바뀌면 이들도 바뀌게 됩니다. 실제로 나는 지금 몸에 셔츠를 입고 있습니다. 그런데 이것은 내가 아닙니다. 이것을 내가 입고 있지만, 이것은 나에게 그저 스쳐 지나가는 겉옷일 뿐이며, 시간이 지나면 벗어야 합니다. 그러면 셔츠는 더 이상 내가 아닙니다.

몸과 마음도 마찬가지입니다. 이들은 매 순간 생겨나고, 변하며, 사라지는 속옷과 같습니다. 그래서 지금 이 순간에 나를 구성하고 있다고 해서 그것이 나인 것은 아닙니다. 그들은 조건이 다하면 사라지게 되며, 그러면 그들은 더 이상 내가 아닙니다.

이렇듯 지금 나에게 있는 생각, 감각, 느낌, 기억, 욕망, 인성, 역할 및 정체성도 내가 아닙니다. 이런 것들로 구성된 '나'라는 존재는 조건이 맞으면 잠시 모여서 형성됐다가, 조건이 사라지면 이내 사라지는 무더기들의 합일 뿐입니다. 이렇게 몸과 마음은 무언가 고정된 실체가 있는 것이 아니고, 수시로 모였다가 흩어지며, 변하고, 생멸하는 무더기들의 합일 뿐입니다.

이를 통해 마음이 하는 일은 '일어나는 것'입니다. 그래서 매 순간 마음은 무언가를 일으키며, 일을 하고 있습니다. 그런데 인간은 이것을 막을 수 없습니다. 그러자 이것은 괴로움으로 나타납니다. 이처럼 마음은 고정된 실체가 있는 것이 아닙니다. 그래서 마음이 일어나면 "아 너구나, 마음이구나!"라고 알면 됩니다. 이렇게 몸과 마음은 항상 변하는 속옷과 같습니다.

명상 시 마음을 고요히 해야 하는 이유는 무엇인가요?

마음은 연못과도 같습니다. 잔잔한 연못은 투명하고, 맑고, 고요합니다. 그런데 연못에 돌을 던지면 파문이 일어납니다. 그리고 연못에 많은 돌이 던져지면 파문이 더욱 커지고, 이들이 겹쳐져서 연못은 출렁거리고, 바닥의 부유물이 떠올라 이내 혼탁해집니다. 그러면 연못은 혼란스럽게 되고 혼탁해집니다. 이렇게 고요했던 연못도 부유물에 의해 혼란스럽게 됩니다. 이런 연못의 특징은 마음과도 같습니다.

마음도 가만히 놓아두면 고요하고 평온합니다. 그러나 외부에서 혼란이 들어와 마음에 던져지면 마음은 이내 출렁거리고 바닥의 번뇌와 탐·진·치가 떠올라 마음은 혼탁해집니다. 그래서 맑았던 마음도 번뇌의 부유물에 의해 혼탁해집니다.

그런데 이런 마음의 혼탁은 마음에 괴로움으로 나타납니다. 그리고 이렇게 마음이 고요하지 못하고 혼탁해지면 이는 명상에 장애를 가져옵니다. 그러니 마음을 고요히 해야 합니다.

그리고 마음의 본성이자 마음이 하는 일은 '일어나는 것'입니다. 그런데 마음은 일어나면서 옆에 있는 감각, 느낌, 감정, 생각 등을 같이 일으킵니다. 이때 불선이 결합되면 괴로움으로 나타납니다. 그러니 심소를 선심소로 채워야 합니다.

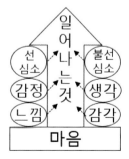

그러지 못하고, 불선한 심소인 탐·진·치에 끌려다니면 마음의 고요는 흐트러지며, 이는 명상에 장애를 가져오게 됩니다.

아무 이유 없이 친구를 보면 슬퍼져요

마음에 슬픔이 떠오른다면 이미 그 전에 1,200여 개의 마음작용이 발생했으며, 이를 통해 슬픔이라는 결과물이 나온 것을 말합니다. 다시 말해 친구가 떠오르는데 갑자기 슬퍼진다면, 지나온 수많은 세월 동안에 형성된 1,200여 개의 마음들이 친구와 슬픔 사이를 이미 스치고 지나갔다는 것입니다.

이런 마음의 연결고리에 의해 인지하지 못하는 사이에 마음에는 원인과 결과가 형성된 것입니다. 그러나 일어나는 대상에 대해 슬픔의 연결고리가 마음에 있다고 해서 영원히 슬퍼할 수는 없습니다. 그래서 수행자는 마음의 연결고리를 바꾸고 변화시켜서, 괴로움을 행복의 연결고리로 바꿔줘야 합니다.

그러니 마음에 있는 불선한 연결고리를 집중명상으로 끊어버리고, 이곳에 지혜명상으로 선심소를 채움으로써 다음에는 행복의 연결고리가 일어나도록 해야 합니다. 그래서 어떤 대상이 와도 마음에는 행복의 연결고리가 작동되도록 해야 합니다.

이렇게 마음은 한 순간에는 하나만 일어나며, 만들어놓은 대로 일어납니다. 그래서 친구를 볼 때 슬픔이 일어났다는 것은 이런 마음의 연결고리가 마음에 형성되어 있다는 것입니다.

그래서 탐·진·치에 연결돼서 슬픔이 일어나는 불선한 연결고리는 끊고, 명상으로 청정한 마음에 선한 연결고리를 형성해야 합니다.

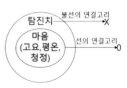

마음의 인지기제 치료로
괴로움이 치유되나요?

사람은 괴로움을 느끼게 하는 인지기제를 갖고 있으며, 괴로움을 치유하는 인지기제도 갖고 있습니다. 이렇게 사람은 다양한 인지기제들을 갖고 인생을 살아가고 있습니다.

그리고 이들 인지기제들은 마음과 몸을 연결하고 있기 때문에 이들을 통해 심신의 평온을 느끼기도 하고, 고통을 느끼기도 합니다. 이렇게 인지기제는 인간이 삶을 살아가는 데 몸과 마음의 연결고리 역할을 합니다. 그런데 마음이 괴롭다는 것은 괴로움을 주는 인지기제는 활성화되고, 이를 치유하는 인지기제는 약화됐다는 것입니다. 그래서 괴로움에서 벗어나려면 선한 인지기제를 활성화해야 합니다. 그러면 이런 선한 인지기제의 활동으로 불선한 인지기제는 치유됩니다. 이렇게 선한 인지기제를 활성화시키는 방법이 마음챙김 명상훈련입니다.

그러면 괴로움을 발생시키는 인지기제는 소멸되고, 이를 치유하는 인지기제는 활성화됩니다. 이렇게 선한 인지기제의 작용으로 불선한 인지기제는 소멸되며, 괴로운 마음은 치유됩니다.

[그림 V-5] 마음챙김 명상을 통한 선한 인지기제의 활성화

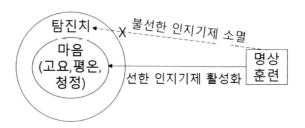

선한 인지기제는 어떻게 작용되나요?

몸과 마음이 있으며, 이를 연결하는 마음작용이 있습니다. 아비담마에 의하면 마음에는 선한 마음이 일어나면 반드시 일어나는 마음작용(인지기제)은 15개이며, 불선한 마음이 일어나면 반드시 일어나는 마음작용(인지기제)은 4개라고 합니다. 그래서 마음을 가만히 놓아두면 훨씬 더 많은 선한 마음작용으로 인해 마음은 자연스럽게 치유의 길을 가게 됩니다.

따라서 수행자는 몸과 마음을 통해 신·구·의 삼행을 할 때 선한 의도가 일어나도록 해야 합니다. 이를 위해 마음챙김 명상으로 선한 인지기제(마음챙김 등)를 키워야 하며, 이의 활성화로 마음은 점차 괴로움에서 벗어날 것입니다.

[그림 V-6] 마음작용으로 인한 인지기제의 작용

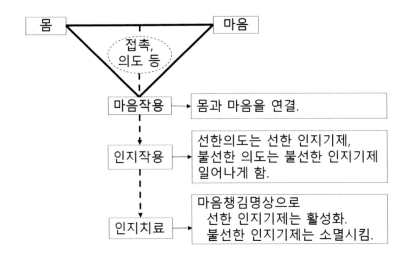

마음에서 일어나는 망상이란 무엇인가요?

망상은 하늘에 떠다니는 구름과도 같습니다. 순간적으로 나타났다가 순간적으로 사라집니다. 하늘에는 먹구름, 하얀 구름 및 푸른 구름도 있습니다. 우리는 먹구름을 보고 슬퍼하기도 하고, 푸른 구름을 보고 기뻐하기도 합니다. 그러나 비행기를 타고 구름 위로 올라가면 구름은 없고, 하늘은 항상 파랄 뿐입니다. 거기에는 슬픈 구름도, 기쁜 구름도 없습니다.

이렇게 마음의 성품은 구름이 없는 파란 하늘과 같으며, 흰 도화지처럼 고요하고 평온합니다. 그것에 우리는 삶이라는 갖가지 색을 입히고 망상의 구름을 일으키며 살고 있습니다.

그런데 이렇게 자신이 그린 망상을 보고 슬퍼하기도 하고, 우울해하기도 하며, 괴로워하기도 합니다. 이처럼 마음에 망상을 그린 것도 자신이며, 이를 보고 괴로워하는 것도 자신입니다.

이렇게 현생의 마음에 있는 '번뇌'는 마음에 '탐·진·치'의 막을 만듭니다. 이렇게 탐·진·치의 막으로 가려진 마음은 실상이 아닌 '망상'을 일으키며, '집착'과 '갈망'으로 '불선심소'가 일어납니다.

이렇게 번뇌의 막은 마음에 여러 가지 탐·진·치의 색을 입혀서 마음에 불선심소

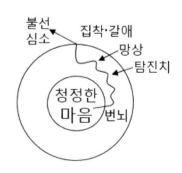

를 일으키며, 이는 망상을 일으킵니다. 그러니 청정한 마음을 둘러싼 번뇌와 탐·진·치의 막을 제거해서 망상 등의 불선한 마음이 일어나는 것을 차단해야 합니다.

번뇌와 망상이 계속 일어나서
삶이 괴로워요

원형경기장 안에 검투사들이 있습니다. 경기장 안에서 이들은 싸움을 합니다. 그런데 그들도 그 일을 관두거나, 집에 가면 일반 사람일 뿐입니다. 다만 경기장 안에서 하는 일이 검투사일 뿐입니다. 그리고 검투사나 관중도 그들의 본질은 사람입니다.

마음도 번뇌의 마음과 지혜의 마음으로 나뉘지만, 이들의 본질은 마음입니다. 그런데 마음을 감싸고 있는 번뇌는 망상, 집착, 갈망을 일으키며, 이를 통해 괴로움을 낳습니다. 그러니 번뇌가 망상으로 가지 않도록 명상으로 이의 연결고리를 끊어야 합니다.

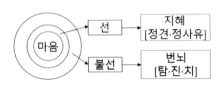

만약 사람이 검투사의 옷을 입으면 싸우려 할 것이고, 농부의 옷을 입으면 농사를 지으려 할 것입니다. 이렇게 일어나는 마음에 무슨 옷을 입히느냐에 따라 그들의 성질은 달라집니다. 그래서 일어나는 마음에 번뇌의 옷을 입히면 괴로움이 나타날 것이고, 선심소의 옷을 입히면 대행복이 나타날 것입니다.

이처럼 마음이 하는 일은 '일어나는 것'인데, 이때 마음에 평온의 옷을 입히면 평온한 마음이 일어나고, 행복의 옷을 입히면 행복한 마음이 일어납니다. 그래서 수행자는 선은 키우고, 불선은 소멸시켜야 합니다. 이렇게 마음에 행복의 인자들을 쌓아놓으면 망상과 괴로움은 줄어들고, 행복이 일어날 것입니다.

명상으로
마음을 치유합니다

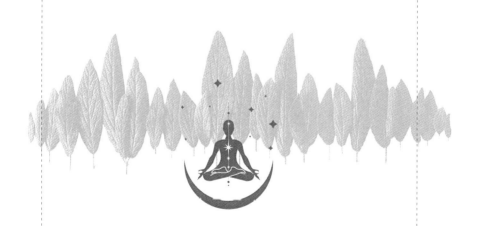

명상 시 몸을 대상으로 하는 것이 나은가요?

명상의 대상은 몸과 마음입니다. 그런데 몸은 1초에 76번 생멸하며, 마음은 1초에 1,200번 생멸합니다. 이처럼 몸에 비해 마음의 변동성이 무척 빠르기 때문에 마음에 집중하는 것이 몸에 집중하는 것보다 어렵습니다. 그래서 명상 초기에는 변동성이 적은 몸을 관찰하는 것이 더욱 원활합니다.

그러나 이렇게 몸에 집중할 때도 대상과 마음이 하나가 되도록 해야 합니다. 그래서 눈에 집중할 때는 눈의 형상과 마음이 하나가 되도록 해야 하고, 코에 집중할 때는 냄새와 마음이 하나가 되도록 해야 하며, 귀에 집중할 때는 소리와 마음이 하나가 되도록 해야 합니다. 이렇게 마음과 대상이 하나가 되도록 해서, 매 순간 마음챙김이 확립되도록 해야 합니다.

이처럼 몸을 관찰하면서도 결국 마음의 힘을 기르게 됩니다. 그리고 이를 통해 몸에 대한 관찰이 능숙해지면 마음의 관찰도 능숙하게 됩니다. 이렇게 명상은 마음을 청정하게 하는 것이므로, 결국은 마음을 대상으로 하게 됩니다. 그래서 몸을 대상으로 하면서도 그것을 보는 마음을 알아차립니다. 또한 마음을 볼 때도 몸의 감각을 알아차릴 수 있습니다.

이를 통해 명상이 능숙해지면 마음의 실상을 여실하게 통찰함으로써 마음을 청정하게 닦을 수 있습니다. 이렇게 명상은 몸과 마음을 대상으로 하며, 이를 통해 지혜의 단계로 나아갑니다.

명상을 통해 생각을 어디에 두어야 하나요?

명상 시에 생각이 일어나면 생각을 시간상으로 추적해서 이를 기록해봅니다. 그래서 일어난 생각이 어느 시점에 머무르는지 살펴봅니다. 이를 통해 생각이 현재에 머물도록 해야 합니다.

이때 손가락을 허벅지 위에 올려놓고, 일어난 생각이 과거인지, 현재인지, 미래인지를 손가락으로 가리켜봅니다.

[그림 V-7] 생각의 시공간성

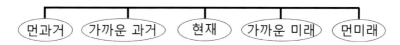

이것은 평상시에도 현존하기 위해 사용하는 유용한 방법입니다. 손가락으로 가리키는 순간 마음은 현존하게 됩니다. 이렇게 일어난 생각이 현재에 있도록 명상을 통해 연습합니다.

그리고 일어난 생각이 사실이거나 삶에 이익이 된다면, 이런 생각은 삶에 활용합니다(정견, 정사유). 그리고 일어난 생각이 사실이 아니며 삶에 이익이 되지 않는다면, 이것은 망상이며 탐·진·치입니다. 이런 망상은 명상을 통해 소멸시켜야 합니다.

[그림 V-8] 생각의 활용과 소멸

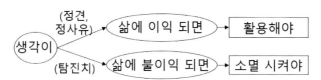

불안한 마음을 해소하고 싶어요

"지금 불안하신가요? 그러면 불안이 몸의 어디에서 일어나는지 살펴보세요. 그리고 몸에서 일어나는 불안의 크기는 어떤가요? 이런 불안의 크기와 강도는 1~10 중에서 어느 정도인가요? 이런 내용을 일주일간 지켜보시고, 확인해보세요." "일주일간 불안이 어디서 일어났는지, 크기는 어떤지 확인해보셨나요. 그러면 불안이 몸의 어디에서 일어났나요?" "가슴이요!"

그러면 전에 해보았던 감각초점훈련과 빛의 심상화훈련을 통해 불안을 제거하는 명상훈련을 해보겠습니다. 먼저 불안이 발생한 지점으로 마음을 보냅니다. 그리고 불안의 모양, 크기 및 강도 등을 형상화해봅니다. 이때 불안의 형상화가 어렵다면 마음을 고요히 하고, 이를 호흡명상으로 대체합니다. 그리고 불안의 형상화가 가능하다면 마음으로 그곳에 빛이 나는 작은 원을 그립니다. 이렇게 빛나는 원을 회전시킵니다. 우선 우측으로 5회 돌립니다. 그리고 연속으로 5회씩 10회 돌립니다. 이때는 마음을 불안에 두지 말고, 다만 빛의 원에 둡니다(반복). 그리고 불안이 사라진다는 생각도 하지 않습니다.

이런 빛을 통해 불안은 점차 사라지며, 일어나는 횟수도 줄어들 것입니다. 그리고 불안의 완전 해소를 위해서는 지혜명상을 통해 불안에 대한 실상을 심신으로 체화해야 합니다. 그래서 일어난 생각이 탐·진·치가 아닌 정견, 정사유가 되도록 해야 합니다. 이렇게 올바른 견해와 올바른 사유를 활성화해야 탐·진·치로 인한 불안은 더 이상 일어나지 않고 소멸됩니다.

망상에 끌려다니지 않으려면 어떻게 해야 하나요?

마음속 깊은 곳에 있는 잠재의식에서 불선한 외부 대상에 대한 끌림이 순간적으로 일어나면 이를 통해 망상이 일어납니다. 그런데 이를 제어하지 못하면 망상은 시리즈로 이어집니다. 이렇게 망상은 마음으로 쑥 밀고 들어와서는 자기 마음대로 시리즈물을 제작합니다. 그런데 여기에 끌려다니면 이런 시리즈물은 계속됩니다. 그리고 이렇게 일어난 망상은 괴로움을 유발합니다.

이렇게 잠재의식을 통해 망상이 일어나면, 이는 마음으로 쑥 밀고 들어와서는 시리즈물로 망상을 제작합니다. 그

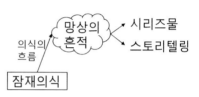

래서 망상을 발견하면 즉시 이를 알아차려서 망상이 시리즈물로 더 커지는 것을 차단해야 합니다. 이때는 망상을 멈추고, "망상~ 망상~ 망상~"이라고 선언하고, 망상을 완전히 끊어준 후에 명상을 다시 시작합니다. 그러면 이를 통해 망상에 끌려다니는 것이 줄어들고, 망상의 횟수가 줄어들며, 점차 망상에서 벗어납니다.

그리고 망상의 종류가 무엇인지도 확인해봅니다. "대화인지? 청소인지? 요리인지?" 그러면 이를 통해 "대화함, 청소함, 요리함"이라고 선언하고, 명상 주제로 되돌아옵니다. 또한 명상이 자유자재하게 되기 전까지 망상이 들어올 틈을 주지 않는 것도 한 방법입니다. 그래서 명상 대상에 숫자를 붙이거나, 명상 대상을 늘리기도 합니다.

망상이 소멸되면 마음의 주인이 되나요?

명상을 하려고 앉아서 정진하다 보면, 자신도 모르는 사이에 망상이 들어와서 마음을 지배하고 있는 것을 볼 수 있습니다.

그러면 수행자는 다시 정신을 차리고, 명상 주제에 집중하려고 합니다(①). 그런데 얼마간 시간이 흐르면 다시 망상이 들어와 마음을 지배하고 있습니다(②). 그러면 다시 마음을 돌려서 명상 주제에 집중하려 합니다(①). 이렇게 탐·진·치에 이끌리는 행은 탐·진·치에 끌려다니는 종속적인 길이며(②) 이를 선한 길로 돌리려는 주체적 능동의 행은 마음의 주인이 되는 길입니다(①). 이를 통해 마음은 오롯이 내가 집중하려는 명상 주제에 있게 됩니다. 이렇게 매 순간 자신이 한 행을 '마음챙김'하며, 마음의 방향을 선한 방향으로 잡아나가야 합니다.

이처럼 수행자는 '마음챙김'으로 자신이 방금 전에 한 행을 알아차릴 수 있습니다. 그리고 그것이 불선한 행이라면 이는 괴로움으로 나타난다는 것을 '성찰'하고, 선한 행을 하도록 마음을 단속해야 합니다. 이것이 마음의 괴로움에서 벗어나는 길이며, 대행복을 향해 나아가는 길이고, 마음의 주인이 되는 길입니다.

[그림 Ⅴ-9] 마음의 주인이 되는 길

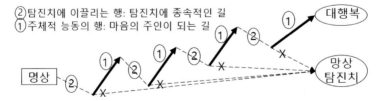

왜 괴로운 마음을 보아야 하나요?

"저는 괴로운 마음을 보기 싫어요. 괴로운 마음을 본다고 이것이 사라지나요?" 수행자마다 괴로운 마음의 모양과 크기 등은 다릅니다. 그래서 수행자는 그것들에 대해 "왜?", "어떻게?", "무엇이?"라며 이를 성찰할 수 있어야 그들의 실상을 알 수 있게 됩니다.

그리고 괴로운 마음의 치유에는 두 가지 방법이 있습니다. 하나는 괴로움을 일으키는 기제를 끊어버리는 것이며, 다른 하나는 직접 괴로움을 찾아내서 이를 없애버리는 것입니다.

우선 괴로운 마음을 일으키는 기제를 백 번, 천 번 쓰지 않으면 그 기제는 퇴화할 것입니다. 이렇게 마음에서 많이 쓰는 기제는 활성화되고, 쓰지 않는 기제는 퇴화합니다. 이를 이용하는 것이 집중명상입니다. 그런데 이때는 마음이 고요한 상태로 있다가도, 괴로움에 접근하는 기제가 다시 나타나면 괴로워집니다.

그래서 두 번째 방법은 괴로움의 뿌리를 완전히 제거하는 방법입니다. 이 방법은 괴로움의 실체를 파악해서 이것을 소멸시키는 것입니다. 이것이 지혜명상입니다. 이때는 괴로움의 실체를 알아야 하며, 이를 위해서는 그것을 볼 수 있어야 합니다.

이를 통해 괴로움의 실상을 알게 되면 선한 심소는 불선한 심소를 치유합니다. 이처럼 마음의 본성은 '일어나는 것'이며, 이들은 각지 맡은 바 일을 하고 있습니다. 그래서 불선한 심소들도 맡은 바 일을 합니다. 이때 수행자는 이들이 괴로움임을 알고, 이를 볼 수 있어야 합니다. 그래야 선한 심소들이 괴로움의 실상을 파악해서, 이를 소멸시키는 각자의 일을 할 수 있습니다.

몸과 마음을 대상으로 하는 명상에는 차이가 있나요?

마음과 물질은 우주의 탄생 과정에서 일물에서 나왔습니다. 그래서 우주 최초의 형성은 물질과 마음의 성질을 동시에 갖고 있었으며, 이건일물의 성격을 띠고 있었습니다. 따라서 이때는 물질이 마음과 다르지 않으며, 마음이 물질과 다르지 않았습니다.

세월이 흘러 이를 통해 형성된 인간은 미세한 입자인 마음, 거친 입자인 몸, 이들 사이의 연결고리인 마음작용으로 형성됩니다. 그래서 마음의 변화에 의해 몸의 변화가 야기되며, 몸의 변화에 의해 마음의 변화가 야기됩니다. 이렇게 몸과 마음은 연결되며, 서로 상호 간에 밀접한 영향을 주고받습니다.

몸과 마음은 필요한 것은 활성화시키고, 필요 없는 것은 도태시키면서 서로 영향을 주고받습니다. 그래서 몸에

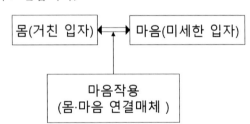

서 일어나는 현상을 세밀하게 관찰할 수 있으면, 이를 통해 마음에서 일어나는 현상도 세밀하게 관찰할 수 있게 됩니다.

지혜명상에는 '몸'을 관찰하는 신념처명상, '느낌'을 관찰하는 수념처명상, '마음'을 관찰하는 심념처명상, '사실'을 관찰하는 법념처명상이 있습니다. 그런데 이들의 명상 목표는 대행복과 대자유를 증득하는 것으로 같습니다. 그래서 몸과 마음은 상호 간에 영향을 주고받으며, 밀접하게 연결되어 있습니다.

신체적인 아픔도 명상을 통해
치유할 수 있나요?

몸과 마음은 마음작용을 통해 연결되어 있습니다. 그래서 마음의 아픔은 몸의 아픔에 영향을 주며, 몸의 아픔은 마음의 아픔에 영향을 주게 됩니다. 그리고 마음의 건강은 몸의 건강에 영향을 주며, 몸의 건강은 마음의 건강에 영향을 주게 됩니다. 이렇게 몸과 마음의 아픔과 건강은 밀접하게 연결되어 있습니다. 이처럼 몸과 마음은 독립적으로 작용하는 것이 아닙니다.

그래서 수행자는 명상으로 마음을 치유하려고 하며, 이를 통해 몸도 치유됩니다. 이렇게 명상은 신체적인 치유에도 효과를 나타나게 됩니다. 이렇듯 명상은 마음의 치유이며, 신체의 치유에도 도움을 줄 수 있습니다.

그런데 인간은 신체적인 아픔이 있더라도 거기에 감정을 개입시키며, 실제로 아픈 것보다 더욱 크게 아픔을 느끼게 됩니다. 그래서 명상으로 이를 차단하면 아픈 마음이 확대되는 것을 막을 수 있습니다. 이렇게 명상은 아픈 마음에 감정이 실리지 않게 하며, 이를 있는 그대로 받아들일 수 있도록 합니다.

그리고 마음에서 일어나는 스트레스는 만병의 원인이 됩니다. 그런데 명상은 이런 스트레스 치유를 통해 질병 예방에 효과가 있습니다. 그래서 급한 치료를 요하는 신체적인 질병은 의학적인 도움을 받는 것이 효과적이지만, 마음으로 인한 병은 명상의 도움을 받을 수 있습니다. 이렇게 명상은 신체 질병의 예방과 마음으로 인해 발생하는 신체 질병의 치유에 효과가 있습니다. 이처럼 신체적인 아픔의 치유에 명상이 영향을 주게 됩니다.

마음의 변화로 '지혜'가 형성되나요?

인간이 평상시에 하는 인지 활동은 머리에 있는 '정신'을 통해 이루어집니다. 그런데 범부의 '정신'은 지나온 생 동안 '지은 업'에 의해 일반적으로 탐·진·치에 젖어 있을 가능성이 많습니다. 그래서 '정신'은 탐·진·치에 물든 불선을 뿌리면서 행을 하려 할 것입니다. 그래서 머리로만 판단하고 행하면 이는 바른 사고를 방해하고, 불선을 부추기며, 탐·진·치에 물든 행을 하게 합니다. 그러면 이를 통해 마음은 괴로움에 싸이게 됩니다.

그래서 탐·진·치에 끌려다니지 말고, 마음·정신·의식을 종합적으로 활용하는 '통찰의식'으로 대상의 실상을 바르게 봐야 합니다. 그래야 괴로움이 따라붙지 않고, 여기서 벗어날 수 있습니다.

이렇게 명상훈련으로 수행자는 의식의 전면에 마음챙김을 확립하고서 내부대상을 내적으로, 외적으로 있는 그대로 '마음챙김'해야 합니다. 이를 통해 '통찰의식'이 형성되며, 이는 지혜와 결합해 '통찰의식'의 전면에 '지혜의 방패'를 장착하게 됩니다.

이렇게 형성된 '지혜의 방패'는 수행의 진척에 따라 범부, 선인, 양인, 성자의 '지혜의 방패'의 크기와 강도가 다르게 되며, '지혜'가 형성되어갑니다. 그리고 성자의 방패가 가장 단단하고, 견고할 것입니다. 이를 통해 깨달은 성자는 더 이상 괴로움에 끌려다니지 않으며, 더 이상 괴로울 것이 없게 됩니다.

[그림 V-10] 의식의 전면에 '지혜의 방패' 형성

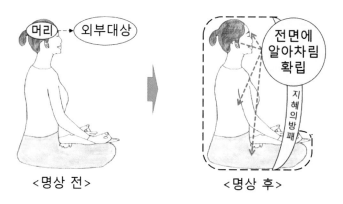

이렇게 외부에서 대상이 들어올 때 이를 머리로만 판단하고 행하지 말아야 합니다. 그리고 명상을 통해 통찰의식의 전면에 형성된 '지혜의 방패'로 대상의 실상을 마음·정신·의식을 통해 종합적으로 파악하고, 올바른 견해와 올바른 사유로 판단하며, 올바른 행을 해야 합니다.

이것이 정견, 정사, 정어, 정업, 정명, 정정진, 정념 및 정정인 올바른 견해, 올바른 사유, 올바른 말, 올바른 행동, 올바른 직업, 올바른 정진, 올바른 마음챙김 및 올바른 집중인 팔정도의 길이며, 중도의 길입니다.

이렇게 수행자는 명상을 통한 마음의 변화로 '지혜'의 행을 할 수 있게 됩니다.

다중적 성격도 치유될 수 있나요?

대부분의 사람은 다중적 성격을 갖고 있습니다. 이것은 지금까지 거쳐온 수많은 생과 사를 통해 만들어진 성격들입니다. 그래서 다중적 성격은 현재에 있는 그의 책임만이 아닙니다. 그리고 모든 다중적 성격이 동시에 나타나는 것도 아니고, 그중에서도 가장 강한 다중적 성격이 존재의 형성 시에 자리를 잡게 됩니다. 그것이 현생에 태어날 때 갖고 온 '존재지속심'입니다. 이렇게 대부분의 사람은 다중적 성격을 갖고 있으며, 이런 성격으로 힘들어합니다. 그런데 다중적 성격은 자주 변합니다. 그리고 다중적 성격이 급하게 변하는 사람도 있고, 서서히 변하는 사람도 있습니다. 이때 다중적 성격이 급격히 변하는 사람은 마음이 이런 변화를 따라가지 못해서 괴롭게 됩니다.

이렇게 명상하다 보면 자신에게 있는 여러 성격의 인물들이 나타날 때가 있습니다. 그러나 다중적 성격은 본래 내 마음이 아니고 내 것이 아니어서, 내가 어떻게 할 수 있는 것이 아닙니다. 이미 만들어진 마음들은 자기들의 일을 하려고 하며, 일을 다 하고 나면 사라집니다. 그런데 거기에 내가 참견하면 할수록 그들의 힘은 더욱 커집니다.

그러니 다중적 성격이 일어나도, "너구나!", "일어나는 것이구나!", "변하는 것이구나!"라고, 이들을 다만 알아차리며, 지나가도록 해야 합니다. 이처럼 이를 '인정'하고, '수용'하며, 앞으로 쌓을 마음을 잘 닦아야 합니다. 그러면 이들은 하나씩 자기들의 일을 하고 나서는 사라지며, 청정한 마음만 남게 됩니다.

마음챙김이
확립되어야 합니다

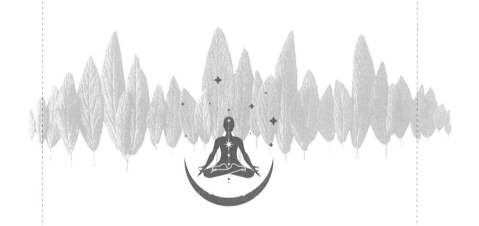

마음챙김을 하면 마음이 치유되나요?

'마음챙김'에는 대상을 '기억하고 살피는' 기능이 있습니다. 그래서 '마음챙김'은 마음의 '레이다'이며, '초소병'과 같습니다. 이런 기능으로 인해 대상을 선형성만이 아닌, 공간성으로도 볼 수 있습니다. 이처럼 마음에는 공간성과 선형성이 있으며, '마음챙김'으로 대상을 공간성으로도 볼 수 있어야 합니다.

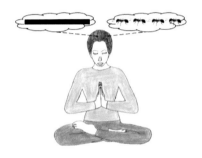

한 개의 줄을 보더라도 이를 선으로만 보는 것이 아니라, 선 안에 숨어 있는, 줄지어 가는 개미 떼로 볼 수도 있으며, 또한 개미 떼 각각의 움직임이 다른 것도 볼 수 있어야 합니다.

이렇게 '마음챙김'으로 선의 실상을 꿰뚫어볼 수 있습니다. 그래서 개미의 움직임이나, 개 짖는 소리 하나에도 법의 공간성이 열립니다. 이렇게 '마음챙김'으로 선 안에 숨어 있는 실상인 개미들의 움직임까지 알 수 있습니다. 그래서 '마음챙김'으로 대상의 실상을 알아차릴 수 있으며, 이것이 '마음챙김'의 특성입니다. 그래서 굳이 내가 삽을 들고 마음으로 들어가서 괴로움을 일으키는 불선한 심소를 파내지 않아도, '마음챙김'의 레이다망에 불선한 심소가 포착되면 마음에 있는 선한 심소들이 불선한 심소를 치유합니다. 이렇게 마음은 치유의 길을 가게 됩니다.

마음챙김 기제가 '마음챙김'인가요?

서양의 'Mindfulness'를 '마음챙김'으로 번역합니다. 그런데 여기에는 마음챙김의 9기제들이 내재되어 있습니다. 이는 '정신작용', '촉발', '마음챙김', '표상', '삼매', '집중', '성찰', '분명한 앎' 및 '지혜'의 9기제입니다.

여기서 '표상, 삼매, 집중, 성찰, 분명한 앎, 지혜'는 '마음챙김'의 요소를 갖고 있습니다. 그리고 지혜를 증득한 후에는 모든 마음챙김 9기제는 '마음챙김'의 요소를 갖게 됩니다. 그래서 명상은 '마음챙김'의 확립을 통해 이루어집니다. 이런 의미에서 '마음챙김'은 중요합니다.

그러나 명상하면서 알 수 있듯이 명상이 '마음챙김'에 국한된 것은 아닙니다. 왜냐하면 '마음챙김'만 갖고 지혜를 증득할 수는 없기 때문입니다. 그래서 괴로움에서 벗어나려면 마음챙김 9기제를 다 활용해야 합니다.

이렇게 '마음챙김 기제'와 '마음챙김'은 구별되며, 이들은 각자 맡은 바 자기들의 일을 하고 있습니다. 그래도 깨달음의 길에서는 '마음챙김'이 큰 작용을 합니다. 그리고 '마음챙김의 확립'을 명상이라고 할 만큼 명상에서 작용하는 '마음챙김'의 역할은 중요하고, 크다고 할 수 있습니다.

그런데 이는 '마음챙김 기제'를 분리하지 않았을 때 그렇습니다. 깨달음의 길에서는 마음챙김 9기제가 다 작동되어야 하며, 그래야 명상 목표를 향해 바르게 잘 갈 수 있습니다. 그러니 '마음챙김'과 '마음챙김 기제'를 구별할 줄 알아야 합니다.

마음챙김은 집중명상과
지혜명상에 다 작용되나요?

'마음챙김', '집중', '지혜'는 서로 연관관계에 있습니다. 깨달음의 길에서 이들은 떨어져서 작용하는 것이 아니라, 서로 연관되어 작용합니다. 그래서 명상하려는 마음을 '촉발'한다고 해서 바로 '집중'이나 '지혜'를 얻지 못합니다. 이를 얻기 위해서는 대상을 '기억하고 살피는 마음챙김'이 필요합니다.

또한 집중수행의 수행방법인 40업처 중에 하나인 십수념에서 '념'은 '마음챙김'에 해당합니다. 그래서 집중명상에도 '마음챙김'이 필요함을 알 수 있습니다. 그리고 팔정도에서 정학인 정정진, 정념, 정정에 해당하는 정념의 '념'도 '마음챙김'에 해당합니다. 이처럼 '마음챙김'은 집중의 요소가 되기도 합니다.

이렇게 대상을 '기억하고 살피는 마음챙김'이 있어야 집중력, 고요함, 청정함을 얻을 수 있습니다. 왜냐하면 '마음챙김'은 방금 전에 일어난 일을 '기억하고 살피는 일'을 하기 때문입니다. 이때 '마음챙김'이 살핀 대상이 '개념'이면 '집중명상'을 하는 것이고, '실제'이면 '지혜명상'을 하는 것입니다.

[그림 V-11] 마음챙김의 활용

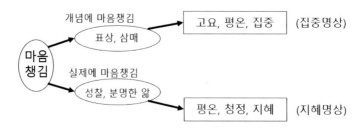

모든 집중에는 마음챙김이 있나요?
마음챙김을 하면 지혜가 발현되나요?

사람이 행하는 모든 행에는 집중이 요구됩니다. 그래서 몸, 입 및 생각으로 하는 모든 행에는 집중이 들어 있습니다. 이렇게 집중의 힘이 크든 작든 이것이 같이해야 인간의 행은 이루어집니다. 그러나 이때 하는 사람의 행에는 선행도 있고, 불선한 행도 있습니다. 그래서 인간은 선에 집중할 수도 있고, 불선에 집중할 수도 있습니다. 이렇게 집중을 일으키는 마음은 다양하게 일어납니다. 그래서 수행자는 불선한 마음에 집중을 일으켜서는 안 되며, 선한 마음에 집중을 일으켜야 합니다.

그리고 수행자는 명상을 통해 선에 마음을 집중해야 '마음챙김'이 발현됩니다. 그래서 모든 집중에 '마음챙김'이 있는 것은 아닙니다. 따라서 수행자는 집중을 하더라도 '마음챙김'이 있는 집중인 선에 집중해야 합니다. 그리고 삿된 법이나 불신함에 집중해서는 안 됩니다. 왜냐하면 삿된 법이나 불선함에는 불선한 의도가 있으며, 이것은 괴로움을 키우고, 불선한 업과 불선한 과보를 만들기 때문입니다.

그리고 지혜를 얻으려면 '마음챙김' 후에도 '성찰'과 '분명한 앎'이 필요합니다. 이를 통해 대상의 실상을 바르게 꿰뚫어 알 수 있기 때문입니다. 따라서 '마음챙김'만 있다고 해서 바로 지혜가 발현되지는 않습니다. '성찰'을 통해 실제 현상에 대한 '분명한 앎'이 형성돼야 합니다. 그래서 지혜를 얻으려면 '마음챙김'과 함께 '성찰'과 '분명한 앎'이 있어야 합니다.

마음챙김의 확립이 명상의 최종목표인가요?

수행자는 매 순간 자신이 하려는 행이 무엇인지 알고 행해야 합니다. 이를 통해 불선한 방향으로 가려는 마음이나 행이 있다면 이를 제어해서 선한 방향으로 돌려야 합니다. 이를 통해 마음은 점차 고요하고, 청정하게 됩니다.

이렇게 수행자는 명상을 통해 매 순간 마음에 마음챙김이 유지될 수 있도록 훈련합니다. 그리고 마음에 '마음챙김을 확립'해나갑니다. 이처럼 괴로움에서 벗어나고, 깨달음의 지혜를 증득하려는 수행자에게 있어 '마음챙김의 확립'은 중요합니다. 이에 대해 붓다는 사념처명상을 통해 '마음챙김의 확립'에 대해 말합니다. '마음챙김'인 념각지는 칠각지 수행의 출발점이며, 팔정도에서 정념은 정학의 중간점입니다. 또한 37조도품에서 사념처명상은 지혜명상의 출발점입니다. 그래서 '마음챙김'은 지혜로 가는 과정으로 볼 수 있습니다. 이처럼 '마음챙김의 확립'은 명상의 목표를 향해 나아가는 중간과정일 수도 있습니다.

다만 수행자가 '마음챙김의 확립'으로 마음에 항상하는 '있는 마음챙김'이 형성되면 이를 통해 지혜를 증득할 수 있습니다. 그러면 성자가 하는 모든 행에는 '마음챙김'이 있게 됩니다. 이렇게 명상의 최종목표는 '마음챙김의 확립'으로 이루어집니다.

그래서 '마음챙김의 확립'이 끝은 아니지만 수행자는 '마음챙김의 확립'을 통해 명상의 최종목표에 도달할 수 있습니다.

이처럼 '마음챙김의 확립'은 명상의 목표를 향해 나아가는 중간과정일 수도 있고, 명상의 최종목표일 수도 있습니다.

마음챙김이 확립되어야 하는 이유는 무엇인가요?

수행자는 매 순간 자신이 하려는 행이 무엇인지 알고 행해야 합니다. 그래서 마음에 '마음챙김이 확립'되도록 정진하며, 마음에 항상 '마음챙김'이 유지될 수 있도록 합니다. 이것은 레스토랑의 지붕을 걷어내고, 그 안을 살펴보는 것과 같습니다.

그 안에서 카운터는 주문을 받고, 주방장은 요리하고, 웨이터는 요리를 갖다주고, 카운터는 돈을 받으며, 매니저는 예약을 받습니다. 이와 같이 수행자는 '마음챙김'으로 마음이 하는 다양한 행들을 기억하고 살피며, 이들을 종합적으로 관장할 줄 알아야 합니다. 그래야 탐·진·치로 가려는 마음을 바로잡을 수 있습니다. 그래서 수행자는 명상으로 이런 '마음챙김'이 마음에 항상할 수 있도록 의식의 전면에 '마음챙김을 확립'시키려고 합니다.

그러면 이를 통해 '통찰의식'의 전면에 강한 '지혜의 방패'가 형성되며, 수행자는 이런 '지혜의 방패'로 마음을 항상 선하게 유지할 수 있습니다. 이렇게 마음챙김은 마음의 레이더와 같습니다. 그래서 마음에서 일어나는 모든 행을 감시할 수 있으며, 불선한 심소들이 움직이면 이를 알아차려서 선한 심소들에게 알려줍니다. 그러면 선한 심소들은 자신들의 일을 합니다.

이처럼 수행자는 '마음챙김의 확립'으로 마음이 하는 모든 행을 감시할 수 있으며, 이를 통해 불선한 심소들을 찾아낼 수 있습니다. 그리고 선한 심소의 작용으로 불선한 심소를 치유할 수 있습니다. 그래서 수행자는 마음에 '마음챙김이 확립'될 수 있도록 명상훈련을 해야 합니다.

마음챙김을 하면 현존, 수용하게 되나요?

미래에 대한 걱정이나, 과거에 대한 후회는 인간을 괴로움에 빠지게 합니다. 그런데 인간은 자신이 지금 무슨 행을 하고 있는지도 모르면서 행을 하고, 이로 인해 괴로움인지도 모르면서 괴로움에 빠지고 있습니다. 그리고 시간이 흐르고 나서야 이를 후회하며 괴로워합니다. 그래서 자신이 하는 행이 어떤 행인지 알고 행해야 하며, 이를 통해 자신의 행과 마음을 단속해서 마음이 선한 방향으로 가도록 해야 합니다.

이를 위해 현재에 현존하며, 이를 있는 그대로 수용할 줄 알아야 합니다. 이것이 '마음챙김'입니다. 그래서 '마음챙김'하는 순간에는 탐욕, 성냄 및 어리석음에 빠지지 않습니다. 만약 마음에 탐욕, 성냄 및 어리석음이 일어난다면 이는 그 순간에 '마음챙김'을 안 하고 있었다는 것을 말해주기도 합니다. 그래서 마음의 주인이 아닌 탐·진·치가 하라는 대로 거기에 끌려다니는 삶을 살게 됩니다. 그러니 현재에 현존하고, 이를 수용하며, 자신이 현재 하는 행이 무엇인지 알면서 행해야 합니다.

[그림 V-12] 마음챙김의 현존성, 수용성

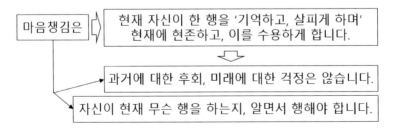

마음챙김은 ⇨ 현재 자신이 한 행을 '기억하고, 살피게 하며' 현재에 현존하고, 이를 수용하게 합니다.

⇩

과거에 대한 후회, 미래에 대한 걱정은 않습니다.

자신이 현재 무슨 행을 하는지, 알면서 행해야 합니다.

서양에서 마음챙김 명상의 응용에는 무엇이 있나요?

서양에서는 동양에서 유래된 '마음챙김' 기법을 심신치유에 다양하게 적극적으로 활용하고 있습니다. 그래서 마음챙김 기법의 체계화에 많은 연구가 진행됩니다. 특히 마음챙김 명상을 활용해서 심신치유를 하면서 이에 따른 효과 검증이 활발히 진행되고 있습니다. 이를 통해 체계화된 '마음챙김을 활용한 심신치유 기법'들이 동양을 비롯한 세계로 확산되고 있습니다. 그리고 그 선봉에 서양에서 체계화된 MBSR, DBT, ACT 및 MBCT 등이 있습니다. 이렇게 체계화된 마음챙김 기법들을 이제는 역으로 동양권에서 받아들이고 있습니다.

20세기 들어 서양에서는 마음의 인지기제를 활용해서 심신을 치유하는 CBT 등 '인지행동치료'가 활발히 연구되고 있었습니다. 그리고 이를 바탕으로 동양의 '마음챙김' 기법을 기반으로 한 MBSR이 개발됩니다. 이를 토대로 DBT, ACT, MBCT 등이 개발되어, 이들을 심신치유에 적극적으로 다양하게 활용하고 있습니다.

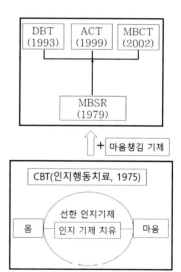

5

괴로움은 내가 만들어서,
내가 받습니다

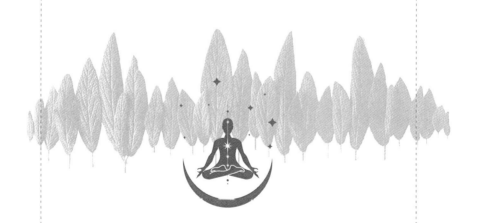

괴로움은 정해져 있나요?

괴로움에는 불안, 초조, 우울, 불만, 죄책감, 후회, 두려움, 슬픔 및 걱정 등이 있으며, 이는 마음에 부정적인 요소들입니다.

그러면 생·노·병·사(태어남·늙음·병듦·죽음), 우·비·고·수·뇌(슬픔·비탄·고통·우울·절망)의 어느 것이 괴로움인가요? 그런데 이들의 본성을 살펴보면 이들 모두가 괴로움의 요소입니다.

그러나 "이것이 다 괴로움이라고 생각하시는 분 손들어보세요", 특히 "인생 자체가 괴로움이라는 데 동의하시나요?" 그러면 "무엇이 괴로움인가요?", 그리고 "괴로움의 실체는 무엇인가요?", "어떤 괴로움의 실체가 있기 때문에 괴로운 것일까요?"

괴로움이란 눈, 귀, 코, 혀, 몸 및 정신으로 들어온 것이 나에게 어려움을 주면 이를 두고 내가 괴로움이라고 이름 지은 것입니다. 그래서 괴로움의 기준, 정도 및 종류 등은 사람마다 다릅니다. 어떤 이에게는 괴로움으로 다가온 것이 다른 이에게는 그렇지 않을 수도 있습니다. 밥을 먹는 것이 어떤 이에게는 즐거움이나, 다른 이에게는 괴로움이 될 수도 있습니다.

그렇기에 괴로움이란 것은 지나온 생을 바탕으로 자신이 정한 것입니다. 그래서 무언가 후회나 걱정 등의 괴로움이 마음에 이미 있어서, 그들이 나타나는 것이 아닙니다. 이렇게 괴로움은 자신이 만들어서 자신이 받게 되는 것이며, 무언가 마음 안에 이미 정해져 있는 것이 아닙니다.

괴로움은 왜 발생하나요?

평온의 상태에 있던 마음에 불선한 힘이 들어가면 마음은 혼란스러워집니다. 그러면 마음은 힘들어하고, 이렇게 마음이 힘들어하면 이를 두고 '괴롭다'라고 말합니다. 이를 통해 일어난 마음은 '분노'나 '탐욕'을 일으키며, 이를 놓아두면 이는 더욱 커지고, 결국 마음에 커다란 문제를 일으키게 됩니다.

또한 즐거움이 일어나는 데도 힘이 필요합니다. 그리고 여기에 '집착'과 '갈망'이 함께하면 이것 역시 괴로움의 원인을 제공합니다. 그래서 즐거움이 일어나면 "즐거움이구나"라고, 다만 알아차리고, 이를 넘어가야 합니다. 그런데 여기에 '집착'하고, 이것을 '갈망'하면 여기서부터 문제가 발생합니다. 그러면 다음에는 즐거움이 일어나지 않아서 괴로우며, 또한 이것이 일어나더라도 변하고 사라지기 때문에 괴롭게 됩니다. 이처럼 '집착'과 '갈망'은 할수록 커지고, 헛됨을 불러일으키며, 끊임없이 채워지지 않습니다. 이렇게 즐거움이 일어나도 여기에 '집착'과 '갈망'을 일으키면 이는 괴로움의 발생 원인이 됩니다. 그러니 즐거움이 일어나면 선심소를 통해 이를 대 행복의 길로 인도해야 하며, 여기에 '집착'이나, '갈망'을 일으켜서는 안 됩니다.

이렇게 마음에서 일어나는 '분노', '탐욕', '집착' 및 '갈망'은 괴로움의 원인을 제공합니다. 그리고 이를 통해 마음의 불균형이 심해지면 분출되는 괴로움은 더욱 커지며, 이로 인해 인간의 마음은 한계점에 도달할 수도 있습니다. 이처럼 괴로움은 마음에 불선한 힘이 들어와서 평온한 상태가 깨지면 발생합니다.

명상을 해도 심신에 계속 고통스러운 느낌이 있습니다

명상 시 일어나는 고통스러운 느낌에는 저림, 아픔, 쑤심, 피곤함, 통증 및 몸의 불편함 등이 있습니다. 이런 현상은 명상을 할 때 나타나는 4대 장애인 망상, 졸음, 통증 및 가려움 중의 하나입니다. 이는 명상의 시작과 함께 나타나서는 수행자의 명상 길에 장애를 가져옵니다. 그러나 명상이 숙련되면 이는 더 이상 명상 길에 장애가 되지 못하며, 오히려 명상의 진전에 도움을 주게 됩니다. 그래서 어떤 수행자는 통증이 있을 때 관찰이 더 잘 향상된다고도 합니다. 그러니 수행자는 이들이 일어나면 이들도 수행의 주제로 삼으면 됩니다.

그러나 얼마간 명상을 지속하면 다시 바늘로 찌르는 것처럼 찌릿찌릿하고, 벌레가 기어가는 것처럼 스멀스멀한 느낌, 가려움 및 얼얼함 등이 일어나기도 합니다.

그런데 이런 느낌들은 없던 것이 새롭게 일어나는 것이 아닙니다. 이런 느낌은 이전부터 있던 느낌들입니다. 그런데 일상생활에서는 삶이 바쁘고 고달파서 이를 느끼지 못하다가, 명상으로 마음이 고요해지니까 이런 느낌들을 인지할 수 있게 된 것입니다. 그러나 이렇게 일시적인 현상들은 마음챙김 명상을 통해 마음이 순일해지면 사라지는 현상들입니다.

그래서 수행자는 이들이 일어나면 이들을 관찰하며, 이들이 사라지면 다시 명상 주제로 돌아가 명상을 계속하면 됩니다. 이런 명상의 진전을 통해 명상이 향상되면 이들은 더 이상 명상에 장애를 가져오지 않게 됩니다.

가려움이나 통증, 이들의 사라짐을 관찰하는 이유는?

일시적인 자세의 변화로 인해 나타나는 일시적인 통증 및 가려움 등은 명상을 통해 충분히 극복 가능합니다. 좌선 시에도 다리의 통증은 시간이 되면 찾아옵니다. 이전에는 느껴보지 못한 통증을 일으키며, 다리를 펴라고 마음에서 계속 압박을 가합니다. 그러나 가려움이나 통증은 영원히 지속되지 않습니다.

이들은 갖가지 통증을 유발하다가도 시간이 지니면 점차 사라집니다. 그리고 이들을 한번 굴복시키고 나면 이들은 더 이상 명상에 장애를 주지 않습니다. 이렇게 습관적으로 나타나는 장애는 명상을 통해 충분히 치유할 수 있습니다.

그리고 이런 명상을 통해 감각이 더 이상 감정으로 발전하지 않게 하고, '대상을 있는 그대로 바라볼 수 있는 힘'이 생깁니다. 이를 통해 대상을 세밀하게 관찰할 수 있고, 이들을 구분해서 바라볼 수 있는 명상의 '인내심'이 향상됩니다.

이는 수행자가 오롯이 명상에 전념할 수 있는 힘을 길러주게 됩니다. 그러니 명상 중에 가려움이나 통증 등이 일어난다면 이는 수행자가 지루해하지 않도록 관찰 대상이 나타난 것이므로 오히려 고마워해야 할 수도 있습니다. 그러면 이를 통해 마음챙김하려는 명상의 힘을 기를 수 있습니다. 그래서 수행자는 명상 시에 가려움이나 통증 등이 일어나면 이들의 변화를 관찰할 수 있어야 합니다. 이렇게 수행자는 명상의 힘을 키워나갑니다.

불안이 아주 심한 사람도
불안을 관찰할 수 있나요?

명상을 통해 불안 등의 괴로움을 소멸시킬 수 있습니다. 그런데 불안 등의 괴로움을 소멸시키려면 불안에 대한 실상을 알 수 있어야 합니다. 그리고 이를 알려면 불안이 무엇인지 볼 수 있어야 하며, 이를 관찰할 수 있어야 합니다.

그러나 불안이 아주 심한 사람이 처음부터 불안을 바로 관찰하는 명상을 하는 것은 어렵습니다. 이런 방법이 오히려 불안을 가중시킬 수 있기 때문입니다. 그래서 이런 명상을 하려면 수행자의 상황에 맞게 명상 방법의 단계를 조정하면서 진행해야 합니다. 따라서 불안이 아주 심한 사람은 먼저 '자비명상'과 같은 집중명상을 통해 마음을 고요히 하고, 집중력을 길러 불안을 바라볼 수 있는 마음의 힘을 기르는 것이 필요합니다. 이를 통해 점차 고요한 마음의 힘이 강해지면 그런 후에 불안을 관찰하는 명상을 유도하는 것이 좋습니다.

그리고 '보시'나 '지계' 등을 통해 자존감과 자신감을 심어주는 것도 좋은 방법입니다. 이를 통해 마음의 고요함을 얻을 수 있기 때문입니다. 이렇게 마음이 고요해지면 대상을 바르게 볼 수 있는 힘이 길러집니다. 이렇게 보시, 지계, 자비명상, '감각초점훈련' 및 '심상화훈련'과 같은 집중명상을 통해 마음의 고요한 힘을 기른 후에 불안을 관찰하는 명상을 하는 것이 좋습니다. 이렇게 수행자의 근기나 상황에 맞춰서 명상 방법에 단계를 주는 것이 좋습니다.

괴로운 감정을 보기 어렵습니다

괴로운 감정이 일어날 때 이를 제거하는 방법에는 괴로움을 우회하는 방법과 이를 소멸시키는 방법이 있습니다. 이때 괴로움을 우회하는 방법은 괴로운 마음이 일어나도 이에 반응을 보이지 않는 것입니다. 즉, 집중명상으로 마음이 다른 주제에 가 있으면 괴로운 마음이 일어나다가도 이내 사라지며, 마음은 고요해집니다. 왜냐하면 마음은 한 번에 하나만 일어날 수 있기 때문입니다. 그러나 이것은 괴로움의 종자가 그대로 남아 있기 때문에 조건이 부합되면 괴로움은 다시 일어날 수 있습니다.

그러니 이제는 괴로움을 소멸시키는 방법을 써야 합니다. 그런데 이렇게 괴로운 감정에 접근하는 방법은 초심자에게는 쉽지 않습니다. 왜냐하면 괴로움을 있는 그대로 보기도 어려우며, 여기에 이끌려 감정이 더욱 격화될 수도 있기 때문입니다. 특히 슬픈 감정은 명상을 더욱 어렵게 만듭니다. 그러나 명상을 한다는 것은, 슬픔 속으로 들어가서 그 속에서 슬픔을 진행시키며 그 속에 빠져 있으라는 것이 아닙니다.

다만 슬픔의 형상, 모양 및 색깔 등을 통해 슬픔의 실상을 보라는 것입니다. 그래서 슬픔에 빠지지 말고, 이들의 실상을 바르게 관찰할 수 있어야 합니다. 그러나 초심자가 이렇게 되기는 어렵습니다. 그래서 수행자는 우선 '마음챙김'으로 현재에 현존할 수 있는 마음의 힘을 길러야 합니다. 이를 통해 마음의 힘이 길러지면 괴로움의 실상을 바르게 관찰하고, '성찰'하는 방법을 배우고, 익히며, 괴로움의 소멸 길로 나아가야 합니다.

괴로움 해소를 위해
괴로움과 싸워 이겨야 하나요?

아내가 돈을 빼돌려서 나 몰래 딴 주머니를 찼습니다. 나는 화가 나고, 불안하며, 괴로웠습니다. 그러나 아내는 자신이 모은 돈으로 내 생일 선물을 사서 나에게 줬습니다. 그러자 나는 기쁘고, 행복했습니다. 이렇게 내용은 바뀐 것이 없는데도 마음의 괴로움이 행복으로 바뀝니다. 이처럼 원인과 이유를 알게 되고, 이를 이해하게 되면 괴로울 것이 없게 됩니다.

그리고 세상의 모든 현상에는 그만한 원인과 이유가 있습니다. 그래서 이런 실상을 알게 되고, 이를 '자각'하게 되면 괴로울 것이 없게 됩니다. 이렇게 괴로움은 내가 싸움을 통해 이겨야 할 대상이 아닙니다. 오히려 괴로움과 싸우려 할수록 탐욕과 분노는 더욱 커질 것이며, 그러면 이로 인해 발생하는 괴로움은 더욱 커질 것입니다. 그래서 괴로움이 일어나면 일단 "그렇구나!", "이 또한 지나가리라!"라고, 이를 '수용'하고 나서, 괴로움에 대한 실상을 '자각'하려고 해야 합니다. 이렇게 괴로움이 일어나면 여기에 '현존', '수용'해서 이를 '자각'해야 합니다.

이처럼 괴로움은 무언가 고정된 실체가 있는 것이 아닙니다. 이는 내가 만들어낸 마음일 뿐이며, 내가 만들면 만들어놓은 대로 일어나고, 만들지 않으면 일어나지 않는 마음일 뿐입니다. 그러니 '마음챙김'으로 이런 괴로움을 '수용'하고, 이를 '자각'하며, 앞으로는 그것에 휘둘리지 말아야 합니다. 이렇게 괴로움은 싸움의 대상이 아니며, 오히려 이를 '수용'하고, '자각'해야 할 대상으로 여겨야 합니다.

쾌락도 괴로움인가요?

마음에 불선한 힘이 들어와 평온의 상태가 깨지면 이로 인해 가슴이 저리기도 하고, 머리가 쑤시는 등의 부정적인 현상들이 심신에 일어납니다. 그러면 우리는 이를 두고 '괴롭다'라고 합니다.

이처럼 쾌락도 마음에 불균형을 가져와 마음에 공허, 허탈, 허전함 등을 가져오면 이를 '괴롭다'라고 말합니다. 그래서 마약이나 도박 등의 쾌락에 빠져 있으면 즐겁다가도, 한순간 마음은 허탈해지며, 이에 대한 '집착'과 '갈망'으로 인해 마음은 괴로움에 빠집니다. 그런데 다른 마음에 비해 쾌락은 '집착'이나 '갈망'을 강하게 불러옵니다. 그래서 쾌락의 감정은 괴로움으로 쉽게 변하며, 이는 마음에 강한 괴로움의 원인을 제공합니다.

이처럼 불안 등의 괴로운 감정만 괴로움인 것이 아닙니다. 즐거움으로만 항상할 것 같았던 쾌락도 '집착'이나 '갈망'을 낳기 때문에 이는 마음에 괴로움을 안겨줍니다. 그래서 인생을 살면서 겪게 되는 쾌락에 너무 집착하지 말아야 합니다.

그런데 인간은 쾌락이 영원히 지속되고, 더 커지길 바랍니다. 그러나 이는 자신에게 더 큰 '집착'이나, '갈망'으로 다가옵니다. 이처럼 즐겁고자 하는 쾌락의 행이 역으로 괴로움으로 나타납니다. 이것이 바로 '쾌락의 전도몽상'입니다.

이와 같이 인생에서 나타나는 '집착'이나 '갈망'은 괴로움의 원인이 되며, 괴로움으로 나타납니다. 그러니 인생의 길에서는 괴로움의 원인을 제공하는 쾌락보다는 평온함과 청정함을 갖게 하는 대행복의 길을 택해야 합니다.

잠자기도 연습해야 합니다

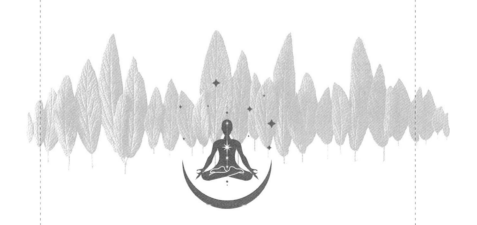

꿈은 왜 기억하기 힘든가요?

잠을 자면서 꾸는 꿈은 자신의 마음으로부터 나옵니다. 그리고 이런 마음의 토대는 이전에 자신이 '지은 업'입니다. 그래서 자신이 지은 불선한 업에 의해 불선한 꿈을 꾸며, 선한 업에 의해서는 선한 꿈을 꾸게 됩니다. 그러니 선한 업을 지어서 선한 꿈을 꾸도록 해야 합니다. 그래서 꿈이 선하면 자신이 '지은 업'도 선하게 됩니다. 그러니 선한 의도가 있는 선한 꿈을 꾸도록 노력해야 합니다. 그러면 이런 꿈은 업을 선하게 만들어서 현생의 삶에 선한 영향을 줄 것입니다.

그런데 우리는 꿈을 잘 기억하지 못합니다. 특히 깊은 숙면 중에 있었던 꿈은 잘 기억하지 못합니다. 꿈에는 그것을 알려는 의도가 없기 때문입니다. 이처럼 의도가 없는 꿈은 '지은 업'에 의해 작용만 하는 마음이 일어난 것입니다. 그래서 행하려는 의도나, 알려는 의도가 없으면 이것은 마음에 저장되지 않습니다.

그래서 '지은 업'에 의해 작용만 하는 꿈은 업을 실행하고 나서는 이내 사라집니다. 이렇게 일어난 것을 기억하려면 그것을 알려는 의도가 있어야 합니다. 그러면 마음은 이를 저장해서 다음에 조건이 맞으면 이것을 기억하게 됩니다. 이렇듯 꿈에도 이를 알려는 의도가 있어야 꿈의 현상을 기억하기도 하고, 이를 심층의식에 저장하기도 합니다. 그러니 잠자리에 들 때도 선한 의도인 명상으로 선한 업을 지을 수 있도록 해야 합니다.

인생의 가장 큰 괴로움은 죽음인가요?

어느 누구도 언제 죽을지 모르지만, 언제든지 죽을 수 있습니다. 모든 존재는 죽습니다. 이것을 어느 누구도 피해갈 수 없습니다. 그리고 인생의 끝자락에서 맞게 되는 죽음을 통해 인생의 여정에서 겪었던 희·노·애·락도 끝을 맺게 됩니다. 그러니 집착과 갈망으로 희·애·락을 원하는 인간에게 있어서 한생을 마감하게 되는 죽음은 인생에서 겪게 되는 가장 큰 괴로움일 것입니다. 특히 집착과 갈망이 클수록 죽음이라는 단어에서 오는 슬픔과 괴로움은 더욱 클 것이며, '애별이고'라고 하듯이, 사랑하는 사람과 헤어지는 것은 큰 괴로움 중의 하나일 것입니다.

그래서 죽음에 대해 이해하게 되면, 모든 것을 이해하고 받아들일 수 있습니다. 그런데 죽을 때 도움이 되는 물질은 없습니다. 집, 돈, 재물 및 내 몸조차도 죽음의 길에서는 도움을 주지 못합니다. 따라서 다음 생에 영향을 미칠 수 있는 것은 마음으로 '지은 업'뿐입니다. 그래서 선한 업은 선한 과보를 받고, 악한 업은 불선한 과보를 받게 됩니다. 그러니 자신이 쌓아서, 자신이 받는 과보에 대해 너무 슬퍼할 것이 없습니다.

왜냐하면 자신이 받은 불선한 과보는 자신이 쌓은 불선한 업을 청산시켜주기 때문입니다. 그래서 불선한 업을 청산하고 나면, 이제는 선한 업을 쌓아서 선한 과보를 받으면 됩니다. 이렇게 업의 청산은 다음을 위한 기회가 됩니다. 그러니 이미 지나간 과거에 연연하지 말고, 현재 자신이 쌓을 업에 집중해야 합니다. 이렇게 삶의 매 순간이 선업을 쌓을 기회의 순간들입니다.

잠자기 전 하는 지·수·화·풍 명상은
무엇인가요?

우주의 생성은 의식·공간·풍·화·수·지(意識·空間·風·火·水·地)의 순서로 나타납니다. 그리고 우주의 소멸은 이의 역순인 지·수·화·풍·공간·의식으로 소멸합니다. 그래서 이런 지·수·화·풍·공간·의식의 소멸은 죽음 시 원소들의 소멸 순서와도 같으며, 언뜻 잠에 드는 것과도 같습니다.

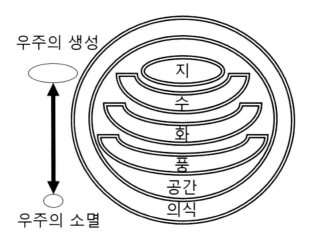

이렇게 우주의 생성과 함께 잠에서 깨어나며, 우주의 소멸과 함께 잠에 듭니다. 이것은 우주의 중심이며, 우주인 인간의 숙명입니다.

이렇게 잠자기 명상에서는 몸을 중심으로 해서 의식을 빙빙 돌리며 청정의 빛으로 빠져들어갑니다. 그러면 지·수·화·풍·공간으로 의식이 이동하면서 점차 잠으로 빠져들어갑니다.

[그림 V-13] 잠자기 명상과 의식의 이동

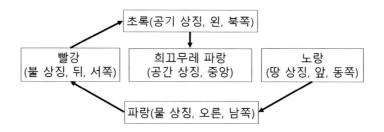

이렇게 티베트의 꿈 수행은 밤에 두 시간 간격으로 세 번씩 합니다. 이를 통해 스승은 질문을 합니다. "꿈은 꾸었는가?", "무지의 잠에 빠졌는가?", 그러면 "무엇을 알아차렸는가?"

이완명상은
심신을 편안하게 해줍니다

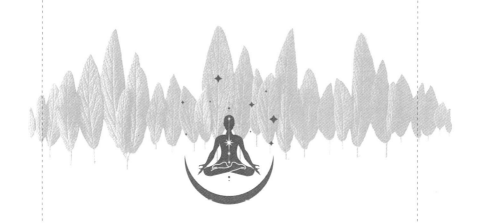

이완명상을 해야 하나요?

평상시에는 자연스러운 동작이나 행동을 하다가도 명상을 하려고 자리에 앉으면 긴장하는 자신을 발견할 수 있습니다. 그리고 이는 일상생활에서도 마찬가지입니다. 평상시에는 잘하다가도, 시험을 보려 하거나, 발표하려 하거나, 평가받으려 하면 몸과 마음이 긴장해서 자신의 능력을 잘 발휘하지 못하는 경우가 있습니다. 그래서 이때는 몸과 마음의 긴장을 풀어줘야 합니다. 그리고 나서 자신이 하려는 일을 진행하면 훨씬 안정되고, 수월하게 일을 할 수 있습니다. 이것이 이완명상의 효과입니다.

또한 이완명상으로 마음이 이완되고 안정되면 마음을 고요하게 할 수 있습니다. 이렇게 고요해진 마음은 마음을 평온하게 해주며, 대상에 대한 집중력을 향상시켜줍니다. 그래서 다른 명상에 앞서 이완명상을 하면 명상 주제를 잘 관찰할 수 있게 되며, 이를 통해 명상의 효과를 높일 수 있습니다.

또한 이완명상으로 '마음챙김' 훈련을 할 수도 있습니다. 이를 통해 '마음챙김'이 익숙해지면 명상에 자유자재하게 됩니다. 그러면 마음에 항상하는 '있는 마음챙김'이 형성되며, 이를 통해 괴로움을 능숙하게 관찰할 수 있습니다. 이렇게 이완명상은 마음을 고요하게 해주며, 다른 명상에 도움을 주는 명상입니다. 그러니 다른 명상에 앞서 이완명상을 해주면 좋습니다.

아우토겐 이완명상 시 문구에 대한 거부감이 일어나요

아우토겐 이완명상은 1920년대 슐츠 박사에 의해 개발된 이완명상입니다. 이는 심상화명상의 일종으로 몸과 마음에 긍정적인 암시를 주입함으로써 몸과 마음에 이완과 평온을 갖고자 하는 명상입니다. 그래서 이를 활용하는 명상센터에서는 문구 및 적용 방식 등을 수행자의 상황에 맞춰 다양하게 변화시키며 이를 적용하고 있습니다.

따라서 우울증, 불안 등의 괴로움이 있으며, 마음의 에너지가 급격히 떨어진 내담자에게는 명상 초기에 부정적인 문구는 가급적 사용하지 않는 것이 좋습니다. 그래서 내담자가 이런 문구를 받아들이기 전까지는 부정적이지 않은 단어를 사용합니다. 가령 '무겁다'라는 말보다는 '힘이 들어간다'라는 것이 더 나을 것입니다. 이런 부정적인 문구는 내담자가 이를 받아들이는 정도에 따라 달리 적용합니다.

그리고 아우토겐 이완명상을 하면서 왼쪽과 오른쪽이 다름을 아는 것도 고요함에 드는 데 유용합니다. 이렇게 이들의 차이를 아는 것도 실제를 관찰하는 효과적인 방법입니다. 또한 이완명상을 통해 감각의 차이를 아는 것은 지혜명상에서 대상을 '성찰'하는 데 유용하게 작용합니다. 이렇게 심상화 명상의 일종이며, 자기 암시를 기제로 사용하는 아우토겐 이완명상은 내담자의 상황에 맞춰서 문구를 변화시키며 다양하게 활용하고 있습니다. 그래서 본문에서도 이를 토대로 명상 문구를 조정해서 예시를 들었습니다.

이완명상으로 몸의 긴장이 풀어지나요?

마음이 긴장하면 몸도 긴장합니다. 그리고 이는 몸과 마음에 스트레스로 나타나며, 이는 심신의 안정에 부정적인 영향을 미치게 됩니다. 또한 명상을 할 때도 긴장하게 되면 이는 명상에 부정적인 영향을 가져오며, 명상의 진전을 더디게 합니다. 특히 지혜명상은 실제를 관찰하는 명상인데, 긴장을 하게 되면 몸과 마음에서 실제가 아닌 인위적인 것을 발생시킬 수 있습니다. 그리고 실제가 아닌 인위적으로 만들어진 개념은 지혜명상에 장애를 갖게 합니다. 그러니 이때는 명상에 앞서 몸과 마음을 이완해주는 명상을 하는 것이 좋습니다.

이처럼 몸과 마음은 연결되어 있습니다. 그래서 몸이 긴장하면 마음도 긴장하며, 몸이 이완되면 마음도 이완됩니다. 그래서 이완명상으로 몸의 이완을 통해 마음도 이완되며, 마음의 이완을 통해 몸도 이완됩니다. 이렇게 이완명상을 하면 몸과 마음은 이완되며, 이를 통해 건강해지고, 집중력은 향상되며, 마음은 평온한 상태가 될 수 있습니다.

이처럼 이완명상은 마음을 고요하고 평온하게 해주는 집중명상입니다. 그래서 이는 마음뿐만이 아니라 몸의 긴장도 풀어주고, 편안한 상태로 만들어줍니다. 그렇기 때문에 수행자가 명상 주제로 삼은 집중명상이나 지혜명상에 앞서 이완명상을 해주면 몸의 긴장이 풀어지며, 명상 효과는 더욱 좋아질 것입니다.

자비명상은
심신에 안정을 갖게 합니다

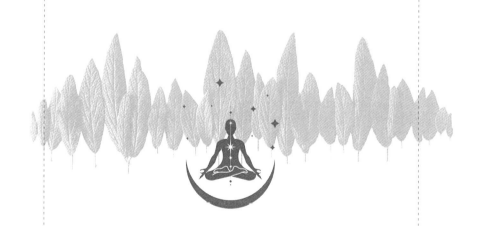

자비의 마음은 어떻게 일으키나요?

자비명상에서는 자·비·희·사의 마음인 자애·연민·기쁨·평온의 마음을 닦습니다. 예를 들어 사랑스런 네 명의 아들을 둔 어머니가 자신의 아이들을 대하듯 자비의 마음을 일으킵니다.

먼저 자애의 마음은 어머니가 사랑스러운 막내아들에게 사랑의 마음을 일으키듯 합니다. 그래서 이런 사랑스러운 감정을 마음속으로 느끼면서, '자애명상'합니다.

두 번째, 연민의 마음은 어머니가 아픔을 겪는 셋째 아들에게 아들의 병이 낫기를 바라는 연민의 마음을 일으키듯 합니다. 이런 연민의 감정을 마음속으로 느끼면서, '연민명상'합니다.

세 번째, 기쁨의 마음은 어머니가 성공한 둘째 아들에게 기쁨의 마음을 일으키듯 합니다. 이런 기쁨의 감정을 마음속으로 느끼면서, '기쁨명상'합니다.

네 번째, 평온의 마음은 어머니가 평온한 첫째 아들을 보면서 걱정과 근심이 없는 평온한 마음을 일으키듯 합니다. 이처럼 평온한 감정을 마음속으로 느끼면서, '평온명상'합니다.

또한 **모든 이들은 행복을 원하지, 고통을 바라지 않습니다. 그리고 다른 이들이 존중해주기를 원하지, 비난하기를 바라지 않습니다. 또한 다른 이들로부터 자애를 받기를 원하지, 멸시받기를 원하지 않습니다.** 그러니 이런 마음의 자세로 다른 이들에게도 '자·비·희·사'의 마음을 내야 합니다.

자비문구에 저항감이 들고, 의심이 들어요

자신의 자존감이 많이 떨어지면 자비문구를 대하기 어렵습니다. 그래서 자신에게 자비의 마음이 넘쳐나야 이를 다른 이에게도 나눠줄 수 있습니다. 그리고 자비하는 마음은 자신을 사랑하는 선한 자존 감으로부터 나옵니다. 그러나 선한 자존감은 남에 대한 우월감이나 자만과는 다릅니다. 그래서 자비명상을 하기 위해서는 우선 자신에 대한 선한 자존감을 키워야 합니다. 이는 보시와 지계를 통해서도 키울 수 있습니다. 그러면 문구에 대한 의심은 점차 사라지고, 명상에 전념할 수 있습니다.

또한 자비문구인 사랑과 행복이라는 단어들에 긍정적인 의미를 부여해보는 것도 좋습니다. 그래서 어머니나 애완동물 등 사랑스러운 존재를 대상으로 그들에 대한 사랑을 표현해봅니다. 그리고 그런 마음으로 자비문구를 합니다. 이렇게 사랑과 행복이라는 단어가 주는 의미에 익숙해져야 합니다. 그리고 이런 문구의 반복은 자비문구를 대하는 마음에 변화를 가져옵니다. 또한 자신에게 친근한 말들로 자비문구를 재구성하고, 이를 반복합니다(예: 내가 조금이라도 행복하기를).

그래도 문구에 대한 부정적인 마음이 계속 떠오른다면 이런 부정적인 마음 또한 명상의 대상으로 삼습니다. 이를 통해 단어가 주는 의미에 점차로 익숙해지도록 해야 합니다. 그러면 자비문구를 하는 것이 자연스러워집니다.

이렇게 자신을 사랑하는 마음을 쌓고, 자비문구에 의미를 붙이면서 꾸준히 반복하면 자비문구에 익숙해질 것입니다.

자비명상 도중에 문구가 사라지며, 빛이 나타납니다. 이것이 선정인가요?

자비명상을 통해 선정에 들 수도 있습니다. 그런데 선정은 초선정에서 사선정까지 순차적으로 들게 됩니다. 그리고 말씀하신 바와 같이 이선정에 들게 되면 이때 생각과 구행(말의 행)은 사라지고, 기쁨, 행복 및 고요함이 찾아옵니다. 그런데 이때 "구행이 사라진다"라는 생각이나, "자비문구가 떠오르지 않는다"라는 생각이 일어났다면, 이는 이선정의 상태는 아닙니다. 이선정의 상태에서는 생각도 사라지기 때문입니다.

그래서 말씀하신 바와 같이 생각이 있으며, 빛이 나타나고, 기쁨과 행복함이 일어나며, 고요한 상태가 되었다면 이는 초선정의 상태일 것입니다. 그런데 이런 초선정의 상태도 다음에 찾아오는 선정의 상태, 지속하는 시간 및 선정에 드는 능숙함 등에 따라 다르게 해석될 수 있습니다.

그래서 수행자의 경험이 일시적인 것이며, 선정의 상태에 들고자 할 때 능숙하게 선정의 상태에 수시로 들지 못한다면 이를 선정의 상태라고 보기는 어렵습니다. 그래서 이는 선정의 상태라기보다는 오장애(들뜸, 혼침, 감각적 욕망, 분노 및 회의적 의심)가 사라지는 근접삼매의 상태라고 볼 수 있습니다.

그리고 이런 근접삼매를 거쳐 본삼매에 들어야, 이를 통해 초선정을 거쳐 이선정에서 '일으킨 생각'과 '지속적 고찰'도 사라지며, 기쁨, 행복 및 고요함이 찾아올 것입니다. 이렇게 자애명상을 통해서도 사선정에 들 수 있습니다.

남에게 자비의 마음을 보내주면 복을 받게 되나요?

보통의 인간은 뇌를 사용할 때 뇌에서 1/10 정도의 뇌파가 밖으로 나옵니다. 그래서 9/10의 뇌파는 내부에서 작용하며 심신에 영향을 주고, 시간이 지나면 사라집니다. 따라서 명상을 통해 의식이 계발되지 않은 초심자이거나, 거리가 떨어져 있는 사람이라면 이들에게 의식을 전달하는 것은 어렵습니다.

그래서 자애와 연민의 의식을 마음에서 낸다면 이것의 효과는 자기 자신에게 더 영향을 주게 되며, 자신이 더 평온하게 됩니다. 그리고 이를 통해 수행자는 사랑과 평온의 자비로운 마음을 갖게 됩니다.

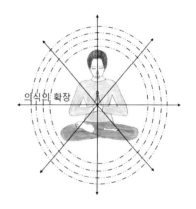

그리고 명상이 점차 향상되면 색계 선정과 무색계 선정을 거쳐 의식은 점차 확장됩니다. 그래서 무색계 선정을 성취한 수행자의 의식은 무한계로 뻗어나가며, 공이 무한한 '공무변처'나 의식이 무한한 '식무변처'에 들게 됩니다. 이처럼 의식은 한계가 없는 무한 확장성을 갖고 우주와 연결돼 있습니다. 그래서 자신에게 자비의 마음이 가득하면 타인에게도 전할 수 있습니다.

까시나 명상을 통해
대상에 집중합니다

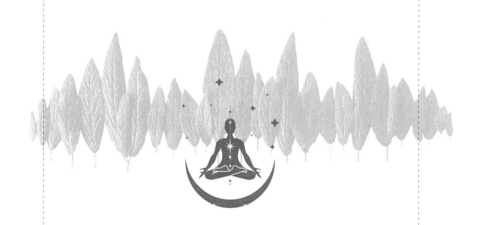

청까시나 명상 시에 눈만 아프고
집중이 잘 안 됩니다

청까시나(청편) 명상의 방법은 청편의 '표상(니밋따, 이미지)'을 마음에 떠우는 것입니다. 앞에 있는 형광등을 바라보고, 눈을 감습니다. 그러면 눈을 감아도 형광등의 잔상이 마음에 남게 되며, 이를 마음으로 볼 수 있습니다. 그것이 형광등의 '표상'입니다. 그래서 청까시나 명상은 눈을 감으나, 눈을 뜨나 청편의 '표상'이 마음속에 나타나도록 하는 것이 중요합니다.

그래서 힘주지 말고, 평상시와 같이 자연스럽게 눈을 뜨고 감아야 합니다. 어차피 시간은 우리 편입니다. 그리고 시간은 많습니다. 그러니 천천히 해야 합니다. 조바심 내지 말고 청편만 보고, 그것을 하루 내내 마음에 둬야 합니다. 그러면 청편의 '표상'이 마음에 떠오를 것입니다. 이런 '표상'이 계속 떠오르도록 이것을 반복해야 합니다. 이 명상은 한번에 긴 시간 동안 청편을 바라보는 것이 목적이 아니며, 눈물 날 때까지 보는 것도 목적이 아닙니다. 짧은 시간을 보더라도, 눈을 감았을 때 청편의 '표상'이 마음속에 유지되도록 하는 것입니다.

그러면 이를 매개로 해서 고요함 속으로 들어갈 수 있습니다. 그러니 마음에 청편의 '표상'이 지속되도록 해야 합니다. 이를 통해 점차로 변해가는 '표상'을 발견할 수 있습니다. 그리고 '표상'의 변화에 따라 삼매도 변하며, 이런 삼매의 변화를 통해 선정에 들어 집중력과 고요함을 얻게 됩니다.

까시나 명상은 무엇을 보는 명상인가요?

청정도론에 의하면 집중명상에는 40여 가지의 방법이 있습니다. 이는 십편, 십수념, 십부정, 사무색, 사무량심, 사계차별 및 식염상입니다. 여기서 십편명상을 까시나 명상이라고 합니다. 이렇게 까시나 명상은 집중명상의 일종입니다.

까시나 명상인 십편명상에는 지편, 수편, 화편, 풍편, 청편, 황편, 적편, 백편, 광명편 및 한정허공편의 열 가지 까시나 명상이 있습니다.

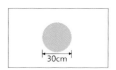

이렇게 열 가지 중에 자신에게 맞는 시편을 만들어, 눈높이 전방 2~3m 앞에 설치하고, 이를 바라봅니다. 이런 까시나 명상을 통해 고요하고, 평온함에 드는 집중명상을 할 수 있습니다.

그래서 지편을 통해서는 황편의 까시나에 대한 표상을 띄워서 이를 보게 됩니다. 그리고 수편을 통해서는 청편의 까시나에 대한 표상을 띄워서 이를 보게 됩니다. 또한 화편을 통해서는 적편의 까시나에 대한 표상을 띄워서 이를 보게 됩니다. 그리고 풍편을 통해서는 백편의 까시나에 대한 표상을 띄워서 이를 보게 됩니다. 또한 광명편을 통해서는 빛의 까시나에 대한 표상을 띄워서 이를 보게 됩니다. 그리고 한정허공편을 통해서는 허공에 대한 표상을 띄워서 이를 보게 됩니다.

이렇게 까시나 명상은 마음에 자신이 선택한 명상 주제에 맞는 까시나를 띄워서 이를 관찰하는 집중명상의 일종입니다.

까시나 명상은 꼭 푸른색이어야 하나요?

청정도론에 의한 시편은 황·청·적·백이 있습니다. 이는 물질의 최소 단위인 지·수·화·풍을 의미합니다. 이 중에서 다른 색으로 했을 때 '표상'이 잘 떠오르며, 집중이 잘 된다면 그 색으로 시편을 만들어서 사용하면 됩니다. 그래서 황편·청편·적편·백편 중에서 자신에게 집중이 잘되는 것을 선택합니다.

그리고 이를 흙·물·불·바람으로 생각하며, 까시나 명상을 합니다. 이렇게 까시나를 활용해서 이들의 이미지에 집중하며, '표상'을 마음에 띄웁니다. 그러면 '표상'이 솜털이나 빛 등으로 변하며, 마음에 고요함과 집중력을 키울 수 있습니다.

그래서 지편인 황색의 까시나를 통해 이를 땅이라고 여기며, 이것을 통해 마음에 황색의 표상을 띄웁니다. 그리고 이것에 마음을 집중하며, 마음에 고요함을 키워나갑니다. 또한 수편인 청색의 까시나를 통해 이를 물이라고 여기며, 이것을 통해 마음에 청색의 표상을 띄웁니다. 그리고 화편인 적색의 까시나를 통해서는 이를 불이라고 여기며, 이것을 통해 마음에 적색의 표상을 띄웁니다. 또한 풍편인 백색의 까시나를 통해서는 이를 바람이라고 여기며, 이것을 통해 마음에 백색의 표상을 띄웁니다.

이처럼 지·수·화·풍의 황·청·적·백의 표상을 마음에 띄우며, 이를 통해 마음에 집중을 키우며, 마음에 고요함을 키워나가는 것이 까시나 명상입니다. 그러니 자신에게 맞는 까시나를 선택해서 이를 통해 집중명상을 해나가면 됩니다.

만트라 명상은
삶을 평온하게 합니다

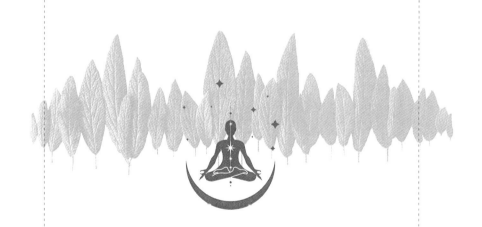

만트라 명상을 해도 마음에 와닿지 않습니다

'만트라'는 티베트 전통의 '성스러운 문구나 진언'을 말합니다. 이런 만트라 명상은 심상화 명상의 일종입니다. 그래서 명상에 앞서 문구에 대한 믿음을 갖는 것이 중요합니다. 왜냐하면 말은 생각에서 나오고, 생각은 마음에서 나오기 때문입니다. 그래서 마음으로 인해 말도 바뀌고, 말로 인해 마음도 바뀌게 됩니다. 따라서 자신이 한 말을 절실하게 믿으며, 만트라 명상을 해야 합니다. 그러면 자신이 한 말로 인해 마음은 서서히 변할 것입니다.

그런데 마음에 의심이 들면 진실을 들어도 처음에는 '부정'합니다. 그러나 이를 반복해서 들으면 점차 이에 대한 생각이 바뀝니다. 그래서 이를 또 들으면 '의심'하고, 다시 들으면 이에 '관심'을 보이며, 또 들으면 이것에 '긍정적인 반응'을 보이고, 이를 여러 번 들으면 이것을 '긍정'하며, 이를 반복해서 들으면 점차 '믿는' 마음이 생겨납니다. 이렇게 처음에는 진실한 말에 의심이 들다가도, 이를 반복해서 듣고 말하면서 의미를 되새기면 이에 대한 긍정적인 '믿음'이 생깁니다. 그러니 진실된 만트라 문구가 긍정으로 변할 때까지 믿음으로 정진해야 합니다.

그래서 "아니야" → "그럴 리가" → "그래도" → "그럴까" → "그럴 수도" → "맞아" → "진실이야" 등으로 마음이 이를 받아들일 것입니다. 이렇게 만트라 문구의 의미를 되새기면서 믿는 마음을 갖고 반복해서 정진하면, 믿음은 이루어집니다.

나에게 거부감이 있는 말을 해도 효과가 있는지요?

말은 생각에서 나오고, 생각은 마음에서 나옵니다. 그래서 마음이 바뀌면 생각이 바뀌고, 생각이 바뀌면 말도 바뀝니다. 또한 반대로 말에 따라 마음이 바뀔 수 있습니다. 이렇게 말을 통해 마음이 바뀌는 것은, 말을 하기 위해서는 마음의 인지기제들이 사용되기 때문입니다. 그래서 '행복', '사랑' 및 '평온' 등의 문구를 많이 사용하면 이런 문구를 만들어내는 마음의 인지기제들은 활성화됩니다. 그리고 사용하지 않는 문구와 관련된 인지기제들은 서서히 사라지며, 그러다가 아예 사용하지 않게 되면 이런 문구와 관련된 인지기제들은 자연적으로 소멸됩니다.

그렇기 때문에 만트라 문구에 거부감이 있더라도, 문구의 의미를 되새기면서 이를 계속 사용하게 되면, 이런 문구를 만드는 마음의 인지기제들이 활성화되며 마음에 자리를 잡게 됩니다. 그러니 만트라 문구에 대해 처음에는 거부감이 들더라도, 문구의 의미를 되새기면서 꾸준히 반복해서 해야 합니다. 그러면 만트라 문구의 의미가 되새겨지며, 마음에 믿음이 생성됩니다.

$$\boxed{말[행]} \leftarrow \boxed{생각[인지, 마음작용]} \leftarrow \boxed{마음}$$

말·생각·마음은 서로 영향을 주고받으며 변합니다. 이처럼 말이 바뀌면 생각이 바뀌고, 생각이 바뀌면 마음도 바뀝니다. 그래서 진실한 문구의 만트라 명상을 할 때 처음에는 거부감이 들더라도, 이의 의미를 되새기면서 반복해서 사용하면 이것이 마음에 새겨지며, 믿는 마음으로 저장됩니다.

소망만트라의 말을 한다고
그것이 이루어지나요?

소망만트라인 "내가 행복하기를", "내가 건강하기를" 및 "내가 편안하기를" 할 때는 이를 반복해서 꾸준히 해야 합니다. 왜냐하면 말은 마음에서 나오는데 마음의 구조는 '쓰면 증장하고, 안 쓰면 감소'하는 구조를 갖고 있기 때문입니다.

그래서 '건강'과 '행복'이라는 문구의 의미를 되새기면서 반복해서 사용하면 심신은 '건강'해지고, 마음은 '행복'해집니다. 이렇게 심신은 많이 사용하는 쪽으로 활성화됩니다.

그런데 행복한 사람에게는 '행복'이라는 문구가 쉽게 나오지만, 그렇지 못한 사람에게는 쉽게 나오지 못합니다. 이렇게 '행복'이라는 문구에 거부감이 있다면 지금 자신의 마음이 '행복'하지 못하다는 것입니다. 그러면 '행복'해지기 위해서 더 많은 노력이 필요합니다. 이때는 '행복'이라는 문구에 거부감이 있다는 것을 알아차리고, 이의 의미를 되새겨보면서 이를 '인정'하고, '수용'할 수 있어야 합니다. 또한 자신이 가진 사소한 것에서도 '행복'을 찾아보고, 여기에 '행복'해하는 모습을 떠올립니다.

이처럼 '행복'이라는 단어가 마음에 익숙해질 때까지 자신이 떠올린 행복의 의미를 반복적으로 '성찰'해봐야 합니다.

이와 같이 '행복'이라는 문구를 말할 때 그것에 의미를 부여하고, 반복해서 사용하면 어느 순간 모든 것에 행복해하는 자신을 발견할 것입니다. 이렇게 말한 대로 변하는 것이 마음의 특징이며, 인지기제의 특성이고, 소망만트라의 효과입니다.

11

호흡명상은
마음을 고요하고
청정하게 합니다

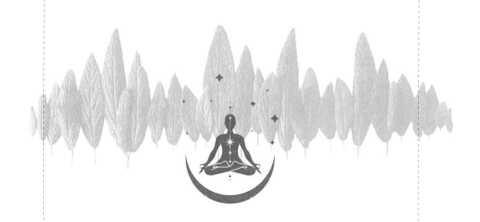

명상에서 호흡명상은 중요한가요?

어릴 때 바닥을 지나가는 개미의 수를 세면서 마음이 고요해지고 평온해지는 것을 느낄 수 있었습니다. 그런데 방바닥의 빵 부스러기를 가져가는 개미의 모습을 보자 다시 짜증이 일어났습니다. 그러자 집중은 흐트러지고, 마음의 고요는 달아납니다. 그러나 개미의 실제 행동을 관찰하며, 그렇게 행동할 수밖에 없는 개미의 실상을 '성찰'하자, 짜증은 사라졌습니다. 이렇게 현상의 실상과 이유를 알게 되면 괴로울 것이 없게 됩니다. 그리고 모든 현상에는 그만한 이유와 원인이 존재합니다.

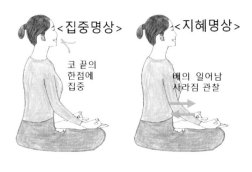

이렇게 실제의 실상에 대한 '성찰'로 지혜를 계발할 수 있습니다. 특히 호흡은 인간이 숨을 쉬는 한 항상합니다. 그래서 코끝의 한 점인 '개념'에 집중함으로써 집중명상을 할 수도 있고, 배의 일어나고 사라짐인 '실제'인 생멸을 '성찰'함으로써 삶의 실상에 대해 깨닫게 되는 지혜명상을 할 수도 있습니다. 이렇게 호흡명상으로 집중명상과 지혜명상을 할 수 있습니다.

이처럼 호흡은 항상하며, 이를 통해 집중과 지혜를 계발할 수 있는 중요한 명상도구가 될 수 있습니다.

왜 호흡명상을 하나요?

호흡은 삶을 지속하는 한 끊임없이 일어나므로 지속적인 관찰이 가능합니다. 그래서 호흡명상은 언제, 어디서나, 공공장소에서도 가능하며, 항상할 수 있습니다. 그리고 호흡을 세세하게 관찰하고 있으면 망상 등의 명상장애가 들어올 틈이 없게 돼서, 오롯이 명상에만 집중할 수 있습니다. 이렇게 자신의 호흡에 집중함으로서 고요함과 평온함을 얻을 수 있습니다. 이것이 호흡명상을 통한 집중명상입니다.

또한 호흡명상으로 호흡의 미세한 부분까지 관찰할 수 있으면 마음에서 일어나는 세밀한 부분도 관찰할 수 있습니다. 그리고 이런 호흡의 실제에 대한 '성찰'로 삶의 실상에 대한 '분명한 앎'을 얻게 됩니다. 이것이 호흡명상을 통한 지혜명상입니다. 이처럼 호흡명상으로 집중명상과 지혜명상을 할 수 있습니다.

그리고 불안, 초조 등의 괴로움이 일어나면 호흡은 불규칙해지고, 곤란을 겪습니다. 그러면 마음은 이것을 기억하고 있다가, 호흡이 불규칙해지거나 곤란해지면 불안이나 초조 등의 괴로움을 일으킵니다. 따라서 호흡명상으로 호흡을 규칙적으로 하고 자연스럽게 하면 마음에 있던 괴로움은 서서히 사라집니다.

또한 호흡명상으로 호흡이 안정되면 심신의 균형이 갖춰지며, 이를 통해 감정의 기복이 적게 되고, 두려움도 줄어들며, 사소한 일에도 얽매이지 않게 됩니다.

이처럼 호흡명상으로 마음에 괴로움의 원인이 줄어들게 되고, 이를 통해 삶의 괴로움에서 벗어나게 됩니다.

호흡관찰을 한다는 것은
무엇을 관찰한다는 것인가요?

몸·느낌·마음·사실을 관찰하는 네 가지 명상 방법 중에서 몸을 관찰하는 방법이 '신념처명상'입니다. 그리고 '신념처명상'에는 호흡을 관찰하는 호흡명상이 있습니다. 이렇게 호흡명상을 하는 수행자는 지·수·화·풍의 성품을 관찰하게 되며, 또한 배의 일어나고 사라짐에 대한 풍대를 관찰하기도 합니다.

그래서 수행자는 호흡을 관찰할 때 호흡의 생멸인 일어나고 사라짐을 관찰합니다. 이를 통해 호흡이 '빠르다', '느리다', '끊어져서 나타난다', '촘촘히 일어난다', '멀실히 일어난다' 및 '소멸한다' 등 호흡에 대한 생멸을 관찰할 수 있습니다.

그리고 이런 호흡관찰로 '일어나는 모든 것은 소멸되고야 마는 것'이라는 것을 '성찰'할 수도 있습니다. 이처럼 일어나는 모든 것은 소멸되며, 사라지는 모든 것도 소멸됩니다. 그런데 이렇게 '일어난 대상의 소멸'은 어느 누구도 막을 수 없습니다. 이처럼 일어난 모든 것들은 반드시 소멸되고야 마는 것입니다.

그런데 문제는 이런 대상의 소멸은 마음에 괴로움의 원인을 제공한다는 것입니다. 그래서 이런 괴로움의 원인을 제어하지 못하면 이는 괴로움으로 나타납니다. 이렇게 인간의 삶에서 나타나는 모든 것들은 인연 따라 나타났다가는 이내 사라집니다.

또한 호흡명상으로 호흡의 생멸을 관찰할 수 있습니다. 이때 호흡에 '마음챙김'을 유지하며, 호흡의 실상인 생멸에 대한 삼특상을 '성찰'합니다. 이렇게 호흡명상으로 호흡을 관찰하고, '성찰'하며, 삶에 대한 '분명한 앎'을 증득해 나아갑니다.

호흡의 관찰과 마음의 관찰은 연관성이 있나요?

'신념처명상'에서는 몸에서 일어나는 호흡을 관찰하기도 합니다. 이렇게 몸에서 일어나는 호흡을 관찰함으로써, 명상을 끊임없이 지속할 수 있습니다. 이런 명상훈련을 통해 수행자는 호흡의 미세한 부분까지도 관찰할 수 있게 됩니다.

그리고 이렇게 호흡의 미세한 부분까지 관찰할 수 있게 되면 이를 통해 수행자는 미세한 마음까지 관찰할 수 있게 됩니다. 그러면 수행자는 마음에서 일어나는 '아는 마음', '보는 마음' 및 '지켜보는 마음'도 알아차릴 수 있습니다.

이를 통해 마음의 실체를 알게 되며, 마음에는 점차 '마음챙김이 확립'됩니다. 그러면 몸과 마음의 감각을 있는 그대로 관찰할 수 있습니다. 이를 통해 수행자는 마음에서 일어난 괴로움의 실상을 '성찰'할 수 있으며, 그러면 대상의 실상에 대한 '분명한 앎'을 얻게 됩니다. 이것이 '심념처명상'입니다.

이렇게 몸을 관찰하는 '신념처명상'과 마음을 관찰하는 '심념처명상'은 서로 연결되어 있으며, 서로 간에 영향을 줍니다. 그래서 몸을 관찰하는 수행자는 마음의 관찰도 가능하며, 이를 통해 마음을 닦아 청정한 수행자의 길을 가게 됩니다.

[그림 V-14] 호흡관찰과 마음의 관찰

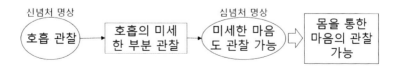

호흡명상을 하면 나타나는 현상에는 어떤 것이 있나요?

호흡명상을 통해 배의 일어나고 사라짐을 관찰하는 '신념처명상'을 합니다. 그런데 명상하고 있으면 수시로 망상이 일어납니다. 그러면 수행자는 이것이 망상임을 알아차려야 합니다. 이런 '마음챙김'은 망상에 접촉함과 동시에 알아차릴 수도 있고, 망상이 수차례 진행된 상태에서 알아차리기도 합니다.

또한 호흡명상을 통해 호흡이 길어지기도 하고, 짧아지기도 하며, 끊어져서 이어지기도 하고, 밝아지기도 하며, 순일해지기도 합니다. 이렇게 호흡은 무상하게 변합니다.

이때 빛이 일어나기도 하고, 빛이 온몸을 감싸기도 하며, 기쁨이나 환희가 일어나는 등 갖가지 신비현상을 경험하기도 합니다. 이렇게 명상을 통해 십관수염이라고 하는 여러 가지의 신비현상들을 경험하기도 합니다.

또한 명상 시에 의도의 발생을 관찰하기도 합니다. 그러면 의도가 행에 앞서서 갈고리 모양으로 행을 이끌고 있음을 관찰할 수도 있습니다. 이렇게 행에 앞서서 나타나는 의도가 있습니다. 그리고 행의 뒤에서 행을 밀고 있는 의도도 있습니다.

그리고 호흡을 관찰하면 호흡이 끊어짐으로 나타나기도 합니다. 마치 스타카토식으로 호흡의 부분들이 끊어져서 나타납니다. 그리고 계속 변화합니다. 또한 계속되는 호흡에 '일어남의 끝', '사라짐의 끝'이 있습니다. 그곳에서 반사되거나, 사라집니다. 그리고 더 진행되면 일어남의 끝, 사라짐의 끝은 텅 빈 공간이 되어버립니다. 그곳에서 나타남은 이내 사라짐으로 변합니다. 이를 통해 일어남도 사라지고, 사라짐도 사라집니다. 이렇게 모든 것이 소멸로 나타나며, 대상의 소멸을 경험합니다. 그래서 대상은 일어나자마자 이내 사라져 버립니다. 마치 바닷가에 쌓아 놓은 모래성이 파도에 휩쓸리면 순식간에 사라지듯, 일어나는 대상들은 "훅" 하며, 이내 무너져내립니다.

그리고 명상 시에 생멸하는 점멸을 경험하기도 합니다. 또한 주변의 사람이나, 물체들이 "훅" 하고, 빠르게 사라짐을 경험하기도 합니다. 그러면 소리도 뚝뚝 끊어지고, 소리가 소멸되며 흘러내립니다. 또한 생성은 바로 소멸로 이어집니다. 이렇게 소리도, 행도 소멸로 나타납니다. 그리고 모든 일어남은 사라짐으로 나타나며, 일어나는 행은 일어나자마자 이내 사라져 버립니다. 이렇게 인생은 사라짐의 연속입니다. 소리도 일어났다가는 일순간에 "훅" 소멸하고, 육근으로 나타나는 모든 것들은 일어남과 동시에 소멸로 나타납니다. 이렇게 모든 행은 소멸로 나타나며, 소멸을 따라 관찰하게 되고, 이에 따른 앎이 발생합니다.

이를 통해 마음에는 두려움이 일어납니다. 이어서 이들은 싫어함으로 나타납니다. 그러자 이제는 해탈하고자 하는 마음이 일어납니다. 그래서 삼법인을 성찰하고, 이를 심신으로 체화하면 마음은 평온해지고, 이에 따라 진리는 수순하게 됩니다.

이렇게 호흡명상으로 무상·고·무아에 대한 실상을 통찰하면 의식의 전면에 통찰의식이 확립됩니다. 그리고 통찰의식은 지혜와 결합해서 통찰지혜를 형성합니다. 그러면 이를 통해 '지혜의 방패'가 의식의 전면에 만들어집니다. 이런 과정을 거쳐 수행자의 종성은 성자로 바뀌며, 성자가 하는 행은 지혜의 행이 됩니다.

배의 호흡에서 무엇을 성찰하나요?

배의 호흡을 관찰하는 명상은 '마하시방법'에 의한 명상이며, '신념처명상'의 일종이고, '지혜명상'에 해당합니다. 그래서 이때는 배에서 발생하는 호흡의 생멸을 관찰하면서 실제인 호흡은 '변하는 것'이며, '괴로움'이고, 고정된 '실체가 없다'라는 호흡의 무상·고·무아인 삼특상을 '성찰'해나갑니다.

그래서 "호흡은 왜 일어나는지?", "호흡은 어떻게 변하는지?", "호흡은 무엇인지?", "호흡은 하는 것인지, 해지는 것인지?" 및 "호흡은 주체가 있는지?" 등에 대한 '법의 조사'를 하며, 호흡의 실상을 '성찰'해나갑니다.

이를 통해 무상·고·무아인 호흡의 삼특상을 아래와 같이 자연적으로 '성찰'해나갑니다. 이것은 이것을 해야겠다는 생각 없이 하는 것이며, 오롯이 호흡의 변화나 생멸에 대해 '마음챙김'함을 통해 이를 관찰할 수 있습니다. 이렇게 호흡의 변화와 생멸을 관찰함으로써 이에 대한 삼특상을 자연적으로 심신으로 체화할 수 있습니다. 이것이 삼특상에 대한 '성찰'입니다. 이는 명상 후에 '반조'를 통해서도 확인해볼 수 있습니다.

이는 호흡은 "왜 변하나?", "어떻게 변하나?" 및 "무엇이 변하나?" 등으로 호흡의 '무상'함을 '성찰'하며, '제행이 무상'함에 대한 '분명한 앎'을 형성해나가는 것입니다.

그리고 호흡을 하는 것이 "왜 괴롭나?", "어떻게 괴롭나?" 및 "무엇이 괴롭나?" 등으로 '괴로움'에 대한 실체를 '성찰'하며, '일체가 괴로움'임에 대한 '분명한 앎'을 형성해나갑니다.

또한 호흡은 "왜 있는 것인가?", "어떻게 있는 것인가?" 및 "무엇이 있는 것인가?" 등으로 호흡의 '무아'성을 '성찰'하며, '제법이 무아'임에 대한 '분명한 앎'을 형성해나갑니다.

이렇게 호흡명상으로 호흡의 생멸에 대해 "왜", "어떻게", "무엇을"이라는 '법의 조사'를 '성찰'해나갑니다. 그리고 이에 대한 '반조'를 통해 "이것이 명상하는 삶에 이득이 되는가?", "괴로움을 주는가?"에 대해 '성찰'해봅니다. 그래서 이것이 이익이 되는 '정견'이라면 이를 계속 확장시켜나갑니다. 그리고 이것이 괴로움을 주는 '망상(탐·진·치)'이라면 이를 소멸시켜 다시는 일어나지 않도록 해야 합니다. 이런 '성찰'을 통해 대상의 삼특상에 대한 '분명한 앎'을 형성해나갑니다.

이렇게 수행처에서 호흡의 삼특상에 대한 '성찰'을 훈련했다면 이제는 일상사에서 일어나는 현상에 대한 '법의 조사'를 통해 바른 행을 할 수 있어야 합니다. 이와 같이 수행자는 일반 삶에서 일어나는 현상에 대한 삼특상을 '성찰'하고, 이에 대한 '분명한 앎'을 얻어, '지혜'를 증득하는 길로 나아가야 합니다.

[그림 V-15] 배의 호흡을 통한 성찰

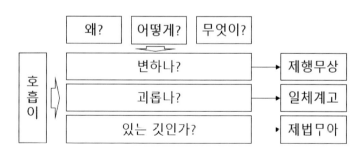

호흡명상을 하면 숨이 차고 답답해져요

호흡명상을 하면 숨이 찰 수도 있습니다. 이는 명상 시에 관찰하는 호흡이 자신이 평상시에 하던 호흡과 다르기 때문입니다. 평상시에는 자연스런 호흡을 하다가도 명상하려고 앉으면 호흡이 부자연스러워지며, 호흡을 인위적으로 만들려고 합니다. 그러면 호흡에서 일어나는 변화를 쫓아가지 못합니다.

이렇게 호흡에 힘이 들어가며, 이를 조정하려 하면 호흡의 균형이 깨져서 숨이 차고 답답해집니다. 그런데 이런 호흡의 불균형은 마음에 불안이나 초조 등의 괴로움으로 나타납니다. 그리고 이는 호흡명상을 하는 데 장애를 가져옵니다.

또한 호흡명상을 하다 보면 '망상', '졸음', '가려움' 및 '통증' 등의 명상장애가 일어납니다. 이는 호흡명상 시에 호흡이 부자연스러워지거나 희미해지면 나타날 수 있습니다. 이때는 호흡에 5~10 사이의 숫자를 붙이기도 하며, "망상~ 망상~ 망상~", "졸음~ 졸음~ 졸음~" 등의 명칭을 붙여서, 호흡에 집중할 수 있도록 해줍니다. 그러면 명상 시에 일어나는 망상이나 졸음 등의 장애들도 서서히 사라지며, 마음은 고요해집니다. 이를 통해 수행자는 집중력과 평온함을 얻을 수 있으며, 호흡은 자연스러워지고 순일하게 유지됩니다. 이와 같이 호흡을 자연스럽게 하는 훈련을 통해 숨이 차지 않게 되며, 답답하지도 않게 됩니다.

이렇게 명상 시에는 수행자의 호흡이 자연스러워야 합니다. 이를 통해 호흡의 실제를 관찰할 수 있으며, 그래야 대상의 실상에 대한 '성찰'이 가능하기 때문입니다.

정좌명상에는 호흡명상만 있나요?

서양에서 마음챙김 기법을 응용해서 이를 심신의 치유 기법으로 활용하고 있습니다. 이에 대표적인 것이 MBSR, MBCT, DBT, ACT, MSC 및 MBPM 등이 있습니다.

MBSR(Mindfulness Based Stress Reduction)인 마음챙김을 기반으로 한 스트레스 치료, MBCT(Mindfulness Based Cognitive Therapy)인 마음챙김을 기반으로 한 인지치료, ACT(Acceptance Commitment Therapy)인 수용 전념 치료, DBT(Dialectical Behavioral Therapy)인 변증법적 행동 치료, MSC(Mindfulness Self Compassion)인 마음챙김 자기 연민 치료 및 MBPM(Mindfulness Based Pain Management)인 마음챙김에 기반을 둔 통증 관리 등이 있습니다.

여기서 존 카밧진 박사에 의해 개발된 MBSR에서는 인간 삶에서 일어나는 스트레스를 감소시키기 위해 '마음챙김' 기법을 활용하며, '정좌명상'을 비롯한 다양한 명상 프로그램을 진행합니다. 이때 진행하는 정좌명상은 보통 정해진 위치에서 좌선을 통해 하는 명상을 말합니다. 그래서 명상 목적이나, 구성원들의 상황 등에 맞추어 마스터가 다양하게 내용을 구성합니다.

그래서 이는 어느 나라에서 하든, 그리고 누가 하든 효과는 비슷하게 나타나야 합니다. 이것이 '마음챙김'을 체계화하고, 활성화하게 된 이유입니다. 이를 통해 호흡, 감각 및 소리 등을 관찰하고, 다양한 심신의 변화를 '성찰'합니다. 또한 이를 회기 별로 다양하게 운영하면서 명상을 다양하게 진행하고 있습니다.

12

집중명상으로
마음은 고요해집니다

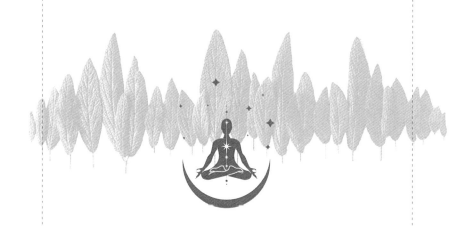

집중명상이란 무엇입니까?

인간의 삶에는 매 순간 '집중'이 요구됩니다. 인간이 몸·입·정신으로 삼행을 하려면 '집중'이 있어야 하기 때문입니다. 만약에 인간의 마음에 '집중'이 없었다면 하려는 행동과 행해진 것이 달라지며, 이로 인해 인간의 삶에는 대혼란이 올 것입니다.

그리고 행을 할 때도 탐·진·치에 '집중'하면 불선에 들게 되고, 선에 '집중'하면 고요와 평온함에 들게 됩니다. 그래서 명상으로 선에 '집중'하려는 훈련을 해야 합니다. 왜냐하면 인간의 삶이 발전하려면 고요, 평온 및 집중이 필요하기 때문입니다.

이처럼 기독교, 천주교, 이슬람교 및 불교 등의 종교생활에서도 고요, 평온 및 집중이 필요했습니다. 그래서 이들 종교에서는 다양한 명상기법들을 개발하게 됩니다. 특히 불교를 통해 지관명상의 명상기법이 개발된 후로 명상이 체계화되기 시작했습니다. 그리고 이것이 활성화되어 후대로 이어지게 됩니다.

이를 통해 성자를 예경하며, 상호를 염송하고, 공덕을 칭송하며, 소리나 글쓰기도 하고, 동작을 통해서 하는 등 다양한 명상기법으로 마음의 고요와 집중을 얻기 위해 노력하게 됩니다.

그리고 이를 통한 집중명상으로 마음에 표상을 띄우고, 근접삼매와 본삼매를 얻어 선정에 들며, 고요함과 평온함을 얻으려 합니다. 이를 통해 향상된 고요, 평온 및 집중은 인류가 더 나은 미래를 향해 가는 데 중요한 토대를 이루게 됩니다.

알타리무를 깎는 것도 집중명상인가요?

알타리무를 깎을 때 무를 깎는 것에 집중해서 고요함이 계발된다면 이는 집중명상입니다. 또한 무를 깎을 때 무의 변화를 통해 마음의 무상성이나, 생멸현상 등에 대한 지혜가 계발된다면 이는 지혜명상입니다. 이렇게 알타리무를 깎으면서도 집중과 지혜의 계발이 가능합니다. 그러나 대부분의 사람은 손으로는 알타리무를 깎으면서도 머리로는 망상을 일으키고, 탐·진·치를 일으키며, 여기에 집착하고, 갈망을 일으킵니다. 그래서 무를 깎으면서도 머리는 아프고, 마음은 괴롭습니다. 그러니 무를 깎을 때는 깎는 현재에 마음을 두고 이것에 집중해야 마음이 평온해집니다.

이렇게 썰리는 무의 모습에 집중하는 집중명상과 이에 따른 마음 변화를 성찰하는 지혜명상이 있습니다. 그래서 썰리는 무의 모습에

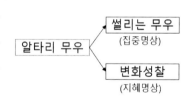

집중하면 고요와 집중력이 계발되고, 이를 보는 마음의 변화를 '성찰'하면 괴로움의 소멸과 지혜가 계발됩니다.

이렇게 알타리무를 깎는데 마음에 잡념과 망상 등의 번뇌가 없다면 그는 명상을 하고 있는 것입니다. 이처럼 알타리무를 깎는 것을 통해서도 수행자는 집중과 지혜를 계발할 수 있습니다. 그래서 인간사 모든 것이 명상훈련의 대상이 될 수 있습니다.

수식관을 하는 것은 집중명상인가요?

명상은 자연스러워야 합니다. 그런데 마음이 자연스럽지 못하고, 마음에 틈이 발생하면 그 사이로 망상이나 졸음 등의 명상장애가 들어옵니다. 그래서 명상이 불편하거나, 거북하다면 방법을 달리해야 합니다. 따라서 호흡명상 시에도 망상에 자주 시달리면 명상 대상에 집중할 수 있도록 명상기법을 추가해서 이를 활용할 수 있어야 합니다.

그래서 명상 대상을 '아는 마음' 사이에 틈이 발생하지 않도록 호흡에 숫자를 세는 수식관 명상을 하기도 합니다.

그래서 "일어남 사라짐 1", "일어남 사라짐 2"…"일어남 사라짐 10"까지 호흡과 함께 5에서 10 사이의 숫자를 세기도 합니다. 이를 통해 자신이 정한 명상 시간 동안 명상 주제에 집중할 수 있게 됩니다. 이처럼 숫자를 세면서 '아는 마음' 사이의 틈에 숫자의 표상을 띄우는 수식관은 집중에 도움을 주는 집중명상입니다. 이를 통해 고요해지고 평온해진 마음은 명상 대상에 대한 집중력을 강화시켜줍니다. 그러면 이렇게 수식관을 통해 강화된 집중력은 지혜명상에 도움을 줄 수 있게 됩니다.

[그림 Ⅴ-16] 수식관 명상의 아는 마음

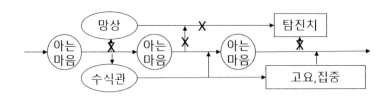

집중명상으로 무엇을 관찰하나요?

소리·냄새·맛·마음에도 '표상'을 띄울 수 있습니다. 이렇게 집중명상은 명상 대상에 대해 이미지인 '표상'을 마음에 띄우고 이것에 집중하면서 계속적으로 일어나는 '표상'에 집중합니다.

그래서 마음에 표상(이미지)을 만들 수 있는 모든 개념적인 것들이 집중명상의 대상이 될 수 있습니다. 그중에서도 대표적인 집중명상의 대상에는 40가지의 업처명상 방법이 있습니다. 이것은 십편, 십수념, 십부정, 사무량심, 사무색, 식염상 및 사계차별의 40가지를 대상으로 하는 집중명상입니다.

여기서 십편은 황·청·적·백 등의 열 가지 시편을 만들어서 이것에 집중합니다. 그리고 십수념은 불·법·승 등 열 가지 대상에 대한 공덕을 기리며 여기에 집중합니다. 또한 십부정은 시체에 대한 열 가지 부정함을 관찰합니다. 사무량심은 자·비·희·사에 대한 명상을 합니다. 사무색은 네 가지 무색계정을 관찰합니다. 그리고 음식에 대해 혐오하는 식염상과 지·수·화·풍에 대한 요소의 구별인 사계차별이 있습니다. 이렇게 집중명상은 40여 가지를 대상으로 해서 마음의 고요와 집중을 계발해나갑니다.

이 중에서 대표적인 집중명상 방법은 코끝의 한점, 빛 및 황편·청편·적편·백편 등에 집중하는 업처명상이 있습니다. 이런 집중명상의 대상을 통해 수행자는 명상 대상에 표상(니밋따, nimitta)을 띄우고, 이를 통해 삼매(Samadhi)와 선정(jhana)을 계발해나갑니다. 이처럼 집중명상을 통해 얻게 되는 고요와 집중력으로 인간은 발전적인 삶을 영위해나갈 수 있게 됩니다.

집중명상을 통해 표상(니밋따, 이미지)의 변화는 어떻게 나타나나요?

집중이 줄어들면 대상이 뒤로 물러나며, 이 틈으로 망상이 들어옵니다. 그러나 집중을 강화하면 대상에 밀착하며, 망상이 들어올 틈이 없어집니다. 그러면 이를 통해 표상(니밋따)의 변화가 발생하며, 마음은 고요해집니다. 이때 대상이 차츰 미세해졌다가, 사라졌다가, 다시 미세해졌다가는 분명히 드러나며, '닮은표상'이 나타납니다. 이렇게 '준비표상'이 나타나고, '익힌표상'이 나타나며, '닮은표상'이 순차적으로 나타납니다. 이를 통해 '근접삼매'에 도달하며, 이를 토대로 '본삼매'에 들게 됩니다.

집중명상을 통해 표상의 변화가 회색의 연기, 목화솜, 흰 구름, 밝은 빛, 반짝이는 별, 붉은 루비알, 진주목걸이, 구름층, 둥근 달 및 둥근 해 등으로 나타납니다. 수행자는 각자의 인식체계가 다르기 때문에 표상의 변화도 다르게 나타납니다. 그리고 '근접삼매'에서 오장애가 제거되며, 이를 거쳐 '본삼매'인 선정에 들어, 마음은 기쁨, 행복, 집중 및 고요함을 얻게 됩니다.

[그림 V-17] 표상(니밋따)의 변화

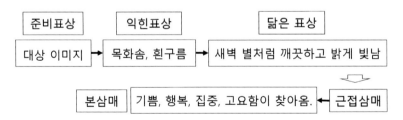

집중명상으로 초선정에 도달하면 이선정, 삼선정, 사선정까지 도달하게 되나요?

집중명상을 통해 선정의 단계에 순차적으로 들어갑니다. 그래서 초선정의 상태에서 고요히 있는다고 해서 이선정, 삼선정 및 사선정의 상태로 자동으로 넘어가지는 않습니다.

따라서 수행자는 집중명상을 통해 초선정에 들었더라도, 이선정을 얻고 싶다면 초선정에서 나와서 이선정으로 갈 수 있는 명상을 닦아야 이선정의 과를 얻을 수 있습니다. 그리고 이선정의 과에서 나와서 삼선정을 닦아야 삼선정의 과를 얻게 됩니다. 사선정도 마찬가지입니다. 이처럼 집중명상의 단계를 순차적으로 밟아나가야 더 높은 단계의 선정에 도달할 수 있습니다.

이렇게 초선정의 상태에 있다가 아무것도 안 했는데 갑자기 이선정을 얻게 되지는 않습니다. 만약에 그렇게 된다면 얼마나 좋을까요. 집중명상을 출발시키기만 해도 사선정의 상태에 도달해 있으면 얼마나 좋을까요. 그리고 지혜명상을 출발시키기만 해도 깨달음의 상태에 도달해 있으면 얼마나 좋을까요.

물론 시작은 중요합니다. 그러나 '보시, 지계, 인욕'이 있어야 바른길로 갈 수 있으며, 계속적으로 '정진'의 의도를 내야 다음 단계인 '선정'과 '지혜'의 단계에 도달할 수 있습니다.

이렇게 명상은 수행자 자신이 한 만큼의 단계를 성취합니다. 그래서 명상은 다른 사람이 대신해서 해줄 수 있는 것이 아니며, 수행자 자신이 해야 합니다. 그리고 수행자 자신이 정진한 만큼의 단계를 수행자 자신이 증득하게 됩니다.

영화를 보는 것이 집중명상이 될 수 있나요?

우리의 마음은 항상 일을 하고 있습니다. 그런데 마음은 일을 하면서도 크게 3가지의 방향성을 갖게 됩니다. 그것은 마음이 '망상(탐·진·치)'으로 가거나, '고요함(집중)'으로 가거나, '청정함(지혜)'으로 가는 것입니다. 그래서 지금 이 순간 내 마음에 '망상'이나 '탐·진·치'가 일어나지 않으며, 괴롭지도 않다면 이때의 마음은 '고요함'이나 '청정함'에서 찾아볼 수 있습니다.

이처럼 영화를 볼 때 마음이 '망상'에 휩싸여 괴로움 속에 있는 것이 아니라면 당신은 영화에 집중하며 명상하고 있는 것입니다. 다만 그 후에도 영화의 내용에 휩싸여서 여기에 '망상', '탐·진·치', '집착' 및 '갈망'하는 마음을 일으켜서는 안 됩니다.

그래서 영화를 보면서 좋거나 행복한 감정이 일어났다면 그것을 알아차림하고 나서, 거기서 끝내야 합니다. 그리고 이런 행복이나 즐거움으로 인한 마음의 고요와 평온을 기반으로 해서 인생을 선한 방향으로 개척해나가야 합니다.

그러니 영화를 보고, 이를 어떻게 활용하느냐에 따라 이것이 선행이 될 수도 있고, '망상'이 될 수도 있습니다. 그래서 영화를 보면서 '망상(탐·진·치)'을 일으키지 말아야 하며, 영화를 본 후에도 여기에 '집착'이나 '갈망'을 일으키지 말아야 합니다.

이렇게 영화 관람 후에 마음이 '고요'해지고 '평온'해진다면 당신은 집중명상을 한 것입니다. 이는 음악 청취, 미술전시회 관람 및 운동 등을 할 때와도 같습니다. 그러니 수행자는 현재에 '현존'하고, 이를 일어나는 그대로 '수용'할 줄 알아야 합니다.

13

지혜명상으로
마음은 청정해집니다

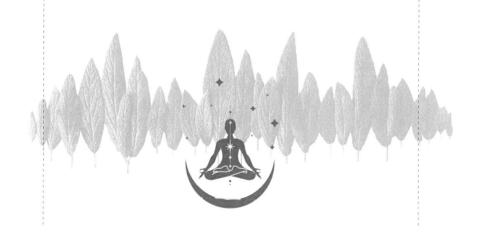

지혜명상이란 무엇입니까?

집중명상을 통해 고요함과 집중력을 얻을 수 있습니다. 그러나 이를 통해 괴로움이 소멸되지는 않습니다. 혼탁한 비커를 가만히 놓아두면 혼탁물이 가라앉아 상부는 고요하고 맑게 되는 것과 같습니다. 그러나 바닥에는 여전히 혼탁물이 남아 있으며, 비커를 흔들면 물은 다시 혼탁해집니다.

마음도 이와 같습니다. 그래서 집중명상으로 고요해진 마음도 외부에서 불선한 자극이 가해지면 마음은 다시 산란하게 됩니다. 그러면 가라앉아 있던 탐·진·치가 일어나서 마음은 다시 괴로움에 휩싸이게 됩니다. 그러니 이를 제거해야 합니다.

그것이 지혜명상입니다. 이를 통해 마음에 가라앉은 탐·진·치라는 괴로움의 종자들을 한 뭉텅이씩 핀셋으로 끄집어내서, 이것들을 아예 없애버립니다. 그러면 마음에 괴로움을 일으키는 종자인 탐·

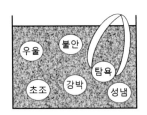

진·치 자체가 없어지므로 괴로움은 더 이상 일어나지 않습니다. 이렇게 마음에 있던 번뇌로 인한 괴로움의 종자들을 완전히 제거하는 방법이 지혜명상입니다. 이런 지혜명상의 방법에는 중도, 사념처 및 팔정도 등이 있습니다.

지혜명상이 필요한 이유는 무엇인가요?

수행자는 마음에 불선한 감정이나, 망상 등의 탐·진·치를 일으켜서 마음에 괴로움의 불씨를 일으키지 말아야 합니다. 그래서 몸과 마음에서 모양, 느낌, 상, 의도 및 마음이 일어나면, 이는 다만 "모양이구나", "느낌이구나", "마음이구나"라고, 이들의 실상을 알아차려야 합니다. 그래서 여기에 탐·진·치를 붙여서 이로 인해 괴로움의 종자를 만들지 말아야 합니다.

또한 신체적으로 오는 고통은 의학적인 도움이나, 여가생활 및 운동 등을 통해 해소할 수 있습니다. 그러나 마음의 괴로움은 과거생과 현생을 통해 만들어진 무수한 번뇌들이 쌓여서 형성된 것들입니다. 그래서 괴로움의 업장은 두텁습니다. 그렇기 때문에 마음의 괴로움을 해소하는 것은 쉽지 않습니다.

그래서 이들의 해소를 위해서는 이들보다 강한 무기가 필요합니다. 그것이 '마음챙김'과 '성찰' 등의 명상 기제들입니다. 그래서 이런 마음챙김 기제들을 활용해서 번뇌를 제거하고, 탐·진·치를 소멸시키며, 괴로움에서 벗어나는 길을 가야 합니다.

이렇게 지혜명상으로 괴로움의 종자인 탐·진·치를 소멸시켜야 하며, 이를 만들지도 말아야 합니다. 그러나 명상으로 마음의 번뇌를 1시간 동안 제거하고, 나머지 23시간은 바깥의 감각에 휘둘리면서 번뇌를 만든다면 괴로움은 소멸되지 않습니다.

그러니 지혜명상으로 '통찰의식'이 의식의 전면에 확립되도록 해야 합니다. 그러면 '통찰의식'에 의해 '지혜의 방패'가 형성되며, 이를 통해 세상사의 괴로움을 헤쳐나가면 됩니다.

저는 지혜명상을 하고 있는데요, 대상에 대한 성찰과 통찰이 잘 안 됩니다

수행자는 지혜명상으로 삶의 괴로움에서 벗어나려 합니다. 그런데 마음에 고요함과 집중력이 약하면 망상에 금방 빠지게 되고, 그러면 통찰해야 할 대상에 집중이 잘되지 않습니다. 그래서 고요함이 부족한 수행의 초기에는 통찰을 통해 실상을 있는 그대로 보는 지혜명상을 하기가 어렵습니다.

이에 대해 깨달음의 산을 오르려는 두 명의 수행자를 예로 들어 봅니다. 두 명의 수행자 중 한 수행자는 산 중턱에 있는 쉼터에 가서 고요함과 집중력을 얻으려는 수행자입니다. 이 수행자를 '집중명상자'라 합니다. 다른 수행자는 산 정상까지 가서 깨달음을 얻어, 삶의 괴로움에서 벗어나고자 하는 수행자입니다. 이 수행자를 '지혜명상자'라 합니다.

이렇게 수행을 하는 이들의 목표는 다르지만 이들이 출발 부근에서 하는 수행 길인 'A'의 행은 비슷합니다. 왜냐하면 집중명상을 통해 최소한 어느 정도의 고요함과 집중력이 얻어져야, 이를 통해 지혜명상인 '통찰'이 가능하기 때문입니다. 그래서 지혜명상을 한다고 앉아 있어도 '개념'에 집중하며, 이를 통해 명상 대상에 대한 '표상'을 만들면서 집중명상을 하고 있을 가능성이 많습니다. 그리고 이를 통해 집중력이 어느 정도 쌓이면 그때서야 지혜명상인 '성찰'과 '통찰'을 할 수 있습니다.

그래서 'A'의 명상 길에서는 지혜명상을 한다고 앉아 있지만, 그가 하는 명상은 집중명상에 가깝습니다. 이렇게 명상의 초기에는 생멸을 보려 하다가도, 이내 수행 주제를 만들고 있는 자신을 발견하게 될 것입니다. 그리고 통찰이 잘 안되고, 망상에 빠져 혼란스러워하기도 합니다. 그렇더라도 그는 지혜명상을 통해 깨달음의 길을 가고 있는 것입니다.

그리고 통찰이 잘 안된다면 우선 '보시', '지계' 및 '인욕' 등을 통해 계를 청정히 하고, 마음을 다스리는 힘을 키워야 합니다. 그래서 계·정·혜 삼학의 수레바퀴가 같이 잘 굴러가도록 해야 합니다. 그래야 명상 대상을 '성찰'하고, '통찰'해서, 대상의 실상을 바르게 '자각'할 수 있게 됩니다.

이를 통해 수행자의 '성찰'과 '통찰력'은 향상될 것입니다. 그러면 '통찰의식'은 지혜와 결합하며, 이를 통해 '통찰의식'의 전면에 '지혜의 방패'가 형성됩니다.

[그림 V-18] 수행자의 명상 길

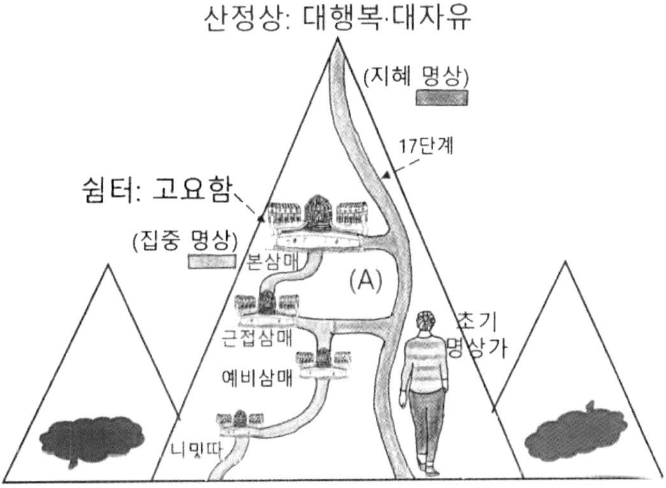

눈, 귀, 코, 혀, 몸의 감각을 보는 것은 집중명상인가요, 지혜명상인가요?

눈·귀·코·혀·몸·정신에서 일어나는 현상이나 감각에 '표상(이미지)'을 만들어서 여기에 집중하는 것은 집중명상입니다. 그리고 이때 일어나는 감각의 생멸을 '성찰'하고, 이를 '통찰'한다면 이는 지혜명상에 해당합니다. 이렇게 생멸인 '실제'를 보느냐, 표상인 '개념'을 보느냐에 따라 명상 방법에 차이가 있습니다.

그래서 집중명상에서는 얼굴이나 몸의 형상 등을 '표상화'해서 이를 이미지화합니다. 그리고 여기에 '집중'합니다. 따라서 호흡명상을 할 때는 코끝의 한 점에 '표상'을 만들어서 이곳에 집중하기도 합니다. 이렇게 코끝에 '표상'을 만들어서 여기에 집중하는 것은 집중명상에 해당합니다.

그리고 같은 코끝을 보더라도, 그곳의 차가움이나 뜨거움 등의 생멸의 변화를 관찰합니다. 그리고 이에 대해 "이것은 왜 일어나는지?", "이것은 어떻게 변하는지?", "이것은 무엇인지, 이것은 영원한 것인지?" 등의 삼특상을 '성찰'하며, 이것의 실상을 알아간다면 이것은 지혜명상에 해당합니다.

이처럼 눈·귀·코·혀·몸·정신의 감각을 '표상'으로 만들어서 여기에 마음을 고정한다면 이는 집중명상에 해당하며, 이런 감각의 변화와 생멸을 '성찰'한다면 이는 지혜명상에 해당합니다.

그러니 수행자는 자신의 명상 목표와 가려는 길을 먼저 정해야 합니다. 그리고 거기에 맞는 명상 방법을 선정해서 집중명상과 지혜명상을 하며 대행복을 향해 나아가면 됩니다.

지혜명상으로 집착과 갈망의 일어남이 소멸되나요?

마음에 있는 '번뇌'를 통해 불선함이 일어나면 탐욕·분노·어리석음(탐·진·치)에 불을 지피게 됩니다. 그러면 이것은 '집착'과 '갈망'을 일으키게 되고, 이는 다시 탐·진·치의 불꽃을 키웁니다. 이렇게 해서 발생한 번뇌는 마음에 저장되고, 이것이 다시 탐·진·치를 일으키게 되는 악순환이 반복됩니다.

이처럼 '번뇌'를 원인으로 마음에 탐·진·치의 불꽃이 타오르며, 이는 '집착'과 '갈망'에 의해 더욱 걷잡을 수 없이 커지게 됩니다. 이렇게 '번뇌', '탐·진·치', '집착' 및 '갈망'은 서로를 키우

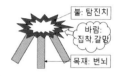

고 부추기면서 인간에게 더 큰 괴로움을 안겨줍니다. 그러니 수행자는 명상으로 이런 불선의 연결고리를 끊어야 합니다. 그래서 '집착'과 '갈망'을 향해 가려는 마음을 고요하고, 평온하며, 청정한 곳으로 가게 해야 합니다. 이렇게 마음에서 탐·진·치의 장막을 걷어내고, 이를 소멸시켜서 마음의 내면에 있는 청정함을 드러내고자 하는 것이 지혜명상입니다.

그래서 집중명상으로 내면의 고요함을 얻었다면, 이제는 지혜명상으로 마음에서 탐·진·치를 걷어내고, 내면의 청정함이 드러나도록 해야 합니다. 그러면 수행자는 외부 대상에 의한 '집착'이나 '갈망'에 휩쓸리지 않게 됩니다. 이처럼 지혜명상으로 수행자는 '집착'과 '갈망'에서 벗어날 수 있습니다.

지혜의 방패에는 무엇을 장착하나요?

수행자는 마음에 있는 평온함과 청정함을 드러내고자 합니다. 그런데 이를 감싸고 있는 탐·진·치는 자신의 실상을 들키지 않으려고 집착, 갈망 등 갖가지 불선한 마음을 동원해서 자신을 포장하고 있습니다. 그리고 탐·진·치는 집착과 갈망은 좋은 것이라며 마음을 선동합니다. 따라서 이를 찾아서 제거하는 것은 쉽지 않습니다. 이를 위해 수행자는 '마음챙김'과 '성찰'을 활용합니다. 이를 통해 불선 속에 숨어 있는 탐·진·치를 찾아낼 수 있습니다. 그리고 삶의 쾌락은 '전도몽상'이고, 발생한 괴로움은 원인과 결과인 '연기법'이며, 삶의 실상은 무상·고·무아인 '삼법인'이고, 괴로움의 실상은 '사성제'라는 깨달음의 진리를 심신으로 체화해서 최상의 지혜를 증득하게 됩니다.

이렇게 수행자는 '전도몽상', '연기법', '삼법인' 및 '사성제'라는 최상의 지혜를 장착한 '지혜의 방패'로 인간 삶의 괴로움에서 벗어나고, 세상사를 헤쳐나가며, 대행복과 대자유를 증득합니다. 이처럼 '전도몽상'의 헛됨에 속지 않으며, 세상사는 '연기법'이라는 것을 알고, '삼법인'을 체득하며, '사성제'의 깨달음으로 '통찰의식'의 전면에 강력한 '지혜의 방패'를 형성하게 됩니다.

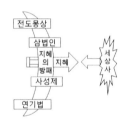

지혜의 방패는 어떻게 장착하나요?

집중명상으로 마음에 있는 고요하고 평온한 공간을 찾을 수 있습니다. 그러면 수행자는 의식의 전면에 '지혜의 방패'가 있다는 것을 발견합니다. 그러나 '지혜의 방패'가 작동되기 위해서는 이것에 수행자가 활용하고자 하는 지혜를 채워넣어야 합니다. 그리고 이를 위해서는 지혜명상을 해야 합니다.

그래서 수행자는 '지혜의 방패'에 무엇을, 얼마만큼 채워넣느냐에 따라 그만큼의 지혜를 활용할 수 있게 됩니다. 그러니 '지혜의 방패'에 활용 가능한 지혜를 가득 채워야 합니다.

이를 위해 앞에서 살펴본 '감각초점훈련'과 '심상화훈련'을 합니다. 이를 통해 '지혜의 방패'가 어디에 있는지 찾을 수 있습니다. 그리고 '성찰강화훈련'으로 '지혜의 방패'에 지혜를 채워넣어야 합니다. 그래서 '지혜의 방패'에 무엇을, 어떻게, 얼마만큼 채워넣느냐에 따라 방패의 크기와 강도가 달라집니다.

그래서 삶의 쾌락은 '전도몽상'이며, 모든 것은 인연의 결과라는 '연기법', 무상·고·무아의 '삼법인', 고의 실체에 대한 진리인 '사성제' 등의 지혜를 '지혜의 방패'에 채워넣어야 합니다.

이처럼 '감각초점훈련'과 '심상화훈련'으로 방패를 찾을 수 있지만, 그곳에 무엇을 넣을지는 '성찰강화훈련'인 지혜명상을 통해 결정됩니다. 그래서 삶의 괴로움에서 벗어나기 위해서는 '성찰강화훈련'인 지혜명상을 해야 합니다. 이를 통해 '지혜의 방패'에 지혜를 가득 채우면 세상사의 불선을 능히 물리칠 수 있으며, 대행복과 대자유를 유지할 수 있습니다.

14

삶의 실상에 대해
자각해야 합니다

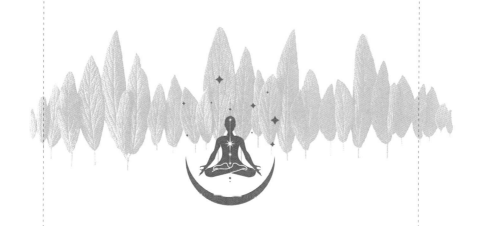

'분노하는 나'가 있어서 괴로워요

나는 분노하고 싶지 않은데, '분노하는 나'가 분노를 하고 있습니다. 그래서 '분노하는 나'를 명상을 통해 바라보고 있으면 '분노하는 나'는 미안해하며, 슬그머니 사라집니다. 그러면 마음은 다시 평온해집니다. 그러나 '분노하는 나'에게 동조하고, 여기에 먹이를 주며, 이를 키우면 분노는 더욱 커질 것이고, 이를 마음이 감당할 수 없게 되면 분노는 폭발할 것입니다.

이외에도 마음에는 '탐욕하는 나', '즐기려는 나' 및 '방탕하려는 나' 등 여러 '나'가 있습니다. 이들은 마음속에 숨어 있다가 조건이 되면 불쑥 나타나서는 자기 일 해야겠다며, 일하고 나서는 언제 그랬냐는 듯 이내 사라집니다. 그래서 이런 마음들은 조건이 되면 순간적으로 나타났다가는 이내 사라지는 마음일 뿐이며, 영원불변하는 '나'가 있어서 나타나는 것들이 아닙니다.

이렇게 이들은 불쑥 나타나서는 자기 일을 하고, 자기 일을 다 하면 사라집니다. 그런데 정작 이를 통해 괴로워하는 것은 금생을 통해 이들을 통괄하고 있는 '나'입니다. 그러니 괴로움을 일으키고 나서는 이내 사라지는 불선한 '나'를 해소해야 합니다.

이의 해소에는 두 가지 방법이 있습니다. 우선 불선한 '나'가 하는 일에 아예 관여하지 않고, 다른 일에 '집중'하는 집중명상이 있습니다. 그리고 이들의 실상을 '성찰'하고, '통찰'해서 불선한 '나'를 소멸시키는 지혜명상이 있습니다.

명상 중에 나타나는 신비현상에는 무엇이 있나요?

명상의 진행단계에서 신비현상이 나타나며, 여기에는 열 가지 십관수염이 있습니다. 이는 '광명', '마음챙김', '신심', '정진', '지식', '기쁨', '경안', '즐거움', '평안', '욕구'입니다.

명상 중에 나타나는 신비현상으로는 ① 명상 시에 빛이 보이기도 하고, 몸에서 빛이 나기도 하며, 빛줄기가 뻗어나가기도 합니다. ② 갑자기 집중력이 좋아지고, 마음챙김이 잘 되는 것 같아 기분이 좋아집니다. ③ 명상에 대한 믿음과 신심이 너무 강하게 일어납니다. ④ 명상에 힘이 붙는 정진력이 급속히 일어납니다. ⑤ 보고 듣기만 해도 법에 대해 이해가 술술 되는 것 같습니다. ⑥ 마음에 기쁨이 충만하며, 들뜨게 됩니다. ⑦ 마음이 경쾌하게 되고, 쉽게 흥분됩니다. ⑧ 마음이 즐거움으로 가득 넘쳐납니다. ⑨ 마음이 느긋해지고, 해야 할 일이 없게 됩니다. ⑩ 매사에 하려는 욕구가 넘치고, 의욕이 앞섭니다.

이렇게 명상 시에 평상시와는 다른 여러 신비현상들이 몸과 마음에 나타납니다. 그러면 이렇게 나타나는 신비현상들을 명상 발전의 토대로 삼아야 합니다. 그렇지 못하고, 이런 신비현상에 '집착'하고, 안주하며, 이를 취하려고만 하면 이것은 거꾸로 명상 발전에 장애가 됩니다. 그러니 신비현상들이 몸과 마음에 일어나더라도 여기에 집착하지 말아야 합니다. 그리고 이런 단계를 발판으로 해서 더 높은 단계로 올라서야 합니다.

'공'이란 무엇인가요?

인간 삶에서 나타나는 모든 현상과 형성들은 원인과 조건의 만남으로 생성되는 집합의 무더기일 뿐입니다. 그래서 인연으로 형성된 모든 것들은 인연이 다하면 흩어지고 사라집니다.

그래서 '책상'을 예로 들어보면, 본래 '책상'이라고 하는 것은 없습니다. 다만 나무, 철판, 유리, 용도 및 명칭 등의 조건들이 화합할 때 이를 '책상'이라고 정했을 뿐입니다. 그래서 원인이나 조건이 사라지면 '책상'이라는 개념도 사라집니다. 그래서 '책상'이 '사다리'가 될 수도 있고, '발판'이 될 수도 있으며, '땔감'이 될 수도 있고, 사라질 수도 있습니다. 우리가 살고 있는 세계도 마찬가지입니다. 세계를 형성하는 조건들이 화합하면 세계가 형성되었다가, 조건들이 사라지면 세계도 사라집니다. 이렇게 현상계는 불멸이 아닌 무더기들의 집합일 뿐입니다.

또한 지금 형성되어 있는 세계라 하더라도, 나의 인식에 없는 세계라면 이는 존재하지 않는 세계입니다. 그래서 평생 동안 산 뒤쪽을 보지 못한 사람의 인식세계에서 산 뒤쪽은 없는 것입니다. 이 사람의 평생에서 산 뒤쪽은 없는 것이며, 이는 공에서 공으로 갑니다. 이렇게 누구에게나 있는 것이 아니고, 누구에게는 있고 누구에게는 없는 선택적 현상계라면 이는 선택적 존재함이며, 흘러가고 있는 '공의 현현'일 뿐입니다. 또한 현상계는 매 순간 변하며, 고정되어 있지 않습니다. 이를 쪼개고 쪼개면 결국 아무것도 남지 않게 됩니다. 이처럼 세상은 성·주·괴·공하며, 공에서 공으로 가고 있는 '공의 현현'일 뿐입니다.

'탁자'는 있는 것인데,
이것이 왜 '공'한가요?

'탁자'는 형색과 빛이 만나서 마음에 상으로 비친 것입니다. 그래서 그것은 '탁자'의 실제가 아닌, 자신이 만든 허상일 뿐입니다. 또한 그것을 인식한 것도 마음의 바깥이 아니라 안쪽입니다. 이처럼 우리는 '탁자'의 실제와 접한 것이 아니라, 빛을 통해 인식된 허상과 접한 것입니다. 이렇게 내가 인식한 상은 허상이며, 인식한 순간 바로 변하고 소멸해버립니다.

이처럼 내가 실제라고 생각한 세상의 모든 것들은 허상이며, 조건 따라 일어났다가는 사라집니다. 그래서 무언가 고정된 실체가 마음 안에 있는 것이 아닙니다. 내가 지금 보고 있는 하늘의 은하 별도 수백만 광년 전의 모습입니다. 그 허상이 수백만 광년을 날아와서 내 마음에 허상으로 맺힌 것입니다. 그리고 그것은 인식된 순간 사라집니다. 이렇듯 형상이 있는 모든 것들은 소멸되고야 말며, 이런 생멸의 반복을 통해 세상에서의 삶은 이어집니다. 그러나 '모든 것은 변한다'라는 것은 바뀌지 않습니다.

이렇듯 변화 뒤에 남는 것은 '공'일 뿐입니다. 그래서 '탁자'라고 불리던 것도 '변화' 뒤에는 남는 것이 없습니다. 이렇게 성·주·괴·공하는 공간에 우리는 집도 짓고, '탁자'도 만들며, 삶을 살아가고 있습니다. 그러나 이런 공간도 결국에는 변하며, 소멸합니다. 이렇게 '공' 안에 현상계가 있고, 현상계 안에 '공'이 있습니다. 그래서 '공'은 있으면서도, 없는 것입니다.

이렇게 '공'에는 한계가 없으며, 한계를 초월한 것이 '공'입니다. 그래서 '탁자'의 나타남도 '공의 현현'일 뿐입니다.

'나'는 누구인가요?
'나'는 존재하는 것인가요?

사람은 '이름, 성, 나이, 주소, 직업, 기혼, 신체 정보, 성격, IQ, 목표, 꿈, 신념, 생각, 가치관 및 두려움 등'으로 구별됩니다. 그러면 **이런 것이 나인가요?** 또한 사람은 '기억, 감각, 언어능력, 팔, 다리, 심장, 폐 및 뇌 등'을 갖고 있습니다. 그러면 **이런 것들이 나인가요?** 그러면 이들이 손상됐다면 **'나'는 없는 건가요?** 그러면 **무엇이 나인가요?** 이렇게 '나'라는 존재를 한 꺼풀씩 벗겨나가면 더 이상 '나'라고 내세울 만한 것이 없다는 것을 알게 됩니다. 또한 몸이라는 물질도 세밀하게 쪼개고 나면 거기에 영구불변의 고정된 '나'는 없습니다.

이렇게 물질은 1초에 76번, 마음은 1,200번의 생멸을 반복하며, 변하고 있습니다. 그리고 '나'를 이루고 있는 물질과 마음도 항상 생멸하면서 나에게 나타나서는 자신들이 맡은 바 일을 하며, 일을 다 하고 나면 이내 사라집니다. 그래서 내가 영생하라고 몸과 마음에 지시해도 그들은 그렇게 하지 않으며, 자신들의 방식대로 일을 하고 나서는 이내 사라집니다. 그리고 이렇게 영생하라고 지시하는 '나'조차도 조건이 다 되고, 자신의 일을 다 하고 나면 이내 소멸하며, 사라집니다. 그래서 이와 같이 영구불변하는 주체자로서의 '나'는 없는 것입니다. 다만 조건이 부합되면 나타났다가, 조건이 다하면 사라지는 무더기들의 조합일 뿐입니다. 이처럼 인연법에 의해 현재의 순간에 머물다가 사라지는 '나'가 있을 뿐이며, 영원히 영생하는 '나'가 있는 것은 아닙니다. 그러니 다음 생을 위해서는 인연을 잘 지어야 합니다.

'나'에게 슬픈 일이 생기면
어떻게 해야 하나요?

인생을 살면서 좋은 일도 일어나고, 슬픈 일도 일어납니다. 그런데 슬픈 일이 일어났다고 해서 너무 괴로워할 것이 없습니다. 왜냐하면 이것은 내가 전생에 지었던 불선으로 인해 생긴 것이며, 이로 인해 내가 전생에 지었던 불선한 업 중에 하나가 소멸되기 때문입니다. 이처럼 인생에는 인과법이 적용됩니다. 그래서 원인에 의해 결과가 발생하며, 원인이 없는데 결과물이 나오지는 않습니다. 따라서 현재 나에게 발생한 슬픔은 내가 과거에 지었던 원인으로 인해 현재 발생한 결과물인 것입니다. 그래서 이런 슬픔은 어차피 일어나야 할 것이었으며, 겪어야 할 것이었고, 이겨내야 할 것이었습니다. 그러니 이제는 이것을 발판으로 해서 더 나은 미래를 개척해나가야 합니다.

이를 통해 선업을 지어서 선한 과보를 받으면 됩니다. 이처럼 불선한 일이 생기면 "내가 전생에 지은 불선한 업 중의 하나가 소멸됐구나, 이제 불선한 업이 다 소멸되면 선업만 남으리!" 하며, 선업을 지으면 됩니다.

이렇게 해서 형성된 선한 '의도'는 마음에 '선업'으로 저장되며, 미래 삶에 선한 토대를 형성하고, 선한 과보를 낳습니다. 그러니 우리에게는 이미 발생해서 겪은 과거보다는 발전과 향상을 가져올 미래가 더 중요합니다. 그러니 과거에 연연하지 말고, 불선한 과보는 떨쳐버리며, 선한 행을 하려는 선한 의도를 내고, 선행을 해서 현재의 삶을 잘 가꾸어 미래를 대비해나가야 합니다.

과거는 반성하고,
미래는 대비해야 하나요?

수행자는 자신의 행동에 감정을 개입시키지 말고, 현실을 있는 그 대로 바라볼 수 있어야 합니다. 그래서 과거를 후회하거나 갈망하 지 말아야 하며, 과거에 집착하지 말아야 합니다. 그리고 미래를 걱 정하고 갈망하지 말아야 하며, 미래에 집착하지 말아야 합니다. 왜 냐하면 이것은 시간을 낭비하는 것이며, 괴로움의 원인을 제공하는 것이기 때문입니다.

그러니 수행자는 명상으로 현재에 현존하고, 이를 있는 그대로 수용하며, 이를 바탕으로 현상을 바르게 자각할 수 있어야 합니다. 그래서 과거의 잘못은 반성하고, 미래는 대비하며, 이를 통해 더 나 은 미래를 개척해나가야 합니다. 이것이 현재를 바르게 살아가며, 괴로움에서 벗어나고, 대행복을 향해 가는 바른길입니다.

이와 같이 이미 일어났으며 상황이 종료된 과거에 얽매여서 여기 서 헤어나오지 못하고, 이를 통해 발생한 후회와 분노로 괴로워하 는 것은 자신을 두 번, 세 번 죽이는 것과 같습니다. 또한 일어나지 도 않은 미래에 사로잡혀 이를 통해 발생한 근심과 걱정으로 괴로 워하는 것은 자신의 시간을 낭비하는 것입니다. 그러니 수행자는 현재에 현존하며, 이를 인정하고, 수용하며, 미래를 대비하는, 자각 하는 삶을 살아야 합니다.

이처럼 미래형 인간은 인내심, 집중력 및 통찰력을 갖추고, 현존· 수용·자각하는 바른 행을 해야 합니다. 이를 통해 인류는 더 나은 미래를 향해 나아갈 수 있습니다.

명상을 통해 무엇을 자각하나요?

가시에 찔린 사람을 보고 '아프겠구나'라고 생각하는 것은 개념적인 괴로움입니다. 이것은 내가 직접 경험한 것이 아닙니다. 내 생각과 경험을 통해 추측한 것입니다. 그래서 가시에 찔린 사람이 가시로 인해 그곳에 있던 고름이 제거됐다면 내 추측과는 다르게 그는 오히려 시원함을 느꼈을 수도 있습니다.

이렇게 외부 대상에서 일어난 것은 '개념'이며, 이를 통해 실질적인 지혜를 얻진 못합니다. 그래서 수행자는 자신의 몸과 마음에서 일어난 실제를 '성찰'하고, 이를 '통찰'할 수 있어야 합니다. 이를 통해 마음의 괴로움에는 실체가 없으며(제법무아), 이는 항상 변하는 것이고(제행무상), 일어났다가는 사라지며 괴로움을 발생시킨다는 (일체개고) 실상의 '삼법인'을 심신으로 체득할 수 있습니다. 이렇게 수행자는 자각의 길을 갑니다.

또한 괴로움은 자신이 만들어서 자신이 키웁니다. 그리고 나서 정작 괴로워하는 것도 자신입니다. 이처럼 인간은 괴로움을 싫어하면서도 이에 '집착'하며, 이를 '갈망'하는 삶을 살고 있습니다. 그래서 수행자는 자신이 추구하는 '집착'과 '갈망'은 '전도몽상'이며, 과보를 받게 되는 '연기성'이고, 괴로움을 낳게 한다는 '사성제'의 근본원리를 '자각'할 수 있어야 합니다.

이렇게 지혜명상은 몸과 마음에서 일어난 실제를 대상으로 하며, '전도몽상', '연기성', '삼법인' 및 '사성제'에 대한 실상을 '자각'해나갑니다. 이를 통해 '통찰의식'의 전면에 '지혜의 방패'를 형성할 수 있게 됩니다.

15

명상의 점검에는
단계가 있습니다

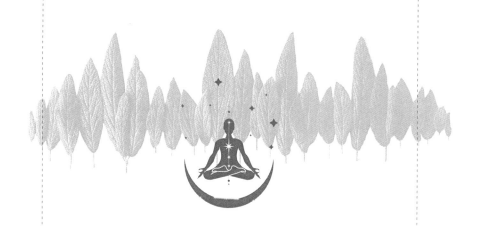

자신의 명상 단계를 점검해볼 수 있나요?

집중명상과 지혜명상을 증득하는 데는 단계가 있습니다. 집중명상으로는 '집중의 단계'를 밟아나가고, 지혜명상으로는 '지혜의 단계'를 밟아나갑니다. 이를 통해 의식의 전면에 '지혜의 방패'가 형성되기 시작합니다. 그리고 이렇게 형성된 '지혜의 방패'는 명상의 단계별로 크기와 강도가 다르게 나타납니다. 그래서 이런 명상의 단계를 통해 수행자는 자신의 명상 수준을 점검해볼 수 있습니다.

이런 명상의 단계는 집중명상에 5단계 9선정이 있으며, 지혜명상에 17단계를 통한 7청정과 4성자가 있습니다. 이런 마음의 단계는 마음에 이미 있는 것들입니다. 그래서 수행자는 명상으로 탐·진·치의 껍질을 하나씩 제거해나가면서, 이들을 단계별로 드러나게 합니다. 이를 통해 수행자는 괴로움에서 벗어나며, 대행복과 대자유를 증득하게 됩니다.

[그림 V-19] 지관명상의 점검 단계

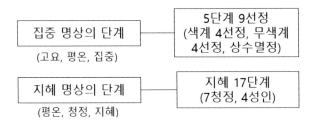

집중명상에는 5단계 9선정이 있나요?

집중명상은 준비표상, 익힌표상 및 닮은표상을 통해 근접삼매에 들고, 본삼매에 들며, 색계 사선정, 무색계 사선정 및 상수멸정을 얻는 길로 수행자를 나아가게 합니다.

[그림 V-20] 집중명상의 점검 단계

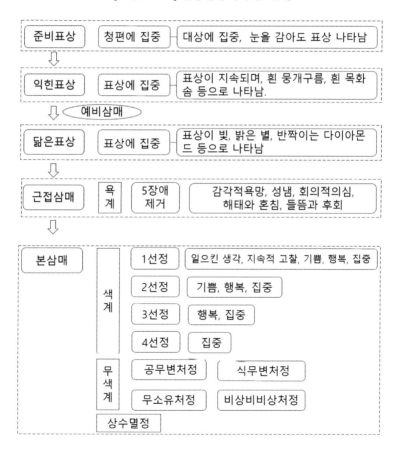

지혜명상에는 17단계, 칠청정, 4성자가 있나요?

지혜명상은 계·정·혜 삼학과 칠청정을 통해 지혜의 17단계를 거치면서 성자의 도와 과를 성취하고, 대행복과 대자유를 증득하는 길로 수행자를 나아가게 합니다.

[표 V-1] 지혜명상의 점검 단계

칠청정		지혜의 17단계	
⑦ 지견청정		17	(5) 성자의 네 번째 도·과의 지혜(아라한)
		16	(4) 성자의 세 번째 도·과의 지혜(아나함)
		15	(3) 성자의 두 번째 도·과의 지혜(사다함)
		14	(2) 성자의 첫 번째 도·과의 지혜(수다원)
		13	(1) 고뜨라부의 지혜(범부에서 성자로 種姓의 변환)
ⓒ 혜청정	⑥ 도에 대한 지견청정	12	(9) 진리에 수순하는 지혜(隨順智)
		11	(8) 모든 현상에 대해 평온한 지혜(行捨智)
		10	(7) 성찰을 따라 관찰하는 지혜(省察隨觀智)
		9	(6) 해탈하고자 하는 지혜(脫欲智)
		8	(5) 싫어함을 따라 관찰하는 지혜(厭離隨觀智)
		7	(4) 위험함을 따라 관찰하는 지혜(過患隨觀智)
		6	(3) 두려움으로 나타나는 지혜(怖畏隨觀智)
		5	(2) 소멸을 따라 관찰하는 지혜(壞隨觀智)
		4-2	(1) 일어남과 사라짐을 따라 관찰하는 지혜(生滅隨觀知)
	⑤ 도와 비도의 지견청정	4-1	(2) 일어남과 사라짐을 따라 관찰하는 지혜(生滅隨觀知)
		3	(1) 현상의 무상·고·무아에 대한 사유지혜(思惟知)
	④ 의심 제거의 청정	2	(1) 조건을 파악하는 지혜(緣把握知)
	③ 건청정	1	(1) 몸과 마음을 구별하는 지혜(名色區別知)

ⓓ, ① 계청정	ⓑ, ② 심청정

○ **계·정·혜**

'계학·정학·혜학'의 '삼학'을 말하며, 이들로 구성된 수행의 수레바퀴가 잘 굴러가도록 해야 합니다.

○ **성·주·괴·공**

세계가 '형성되고, 유지되며, 소멸하고, 공으로 가는' 것을 말합니다. 세계의 생멸현상을 이룹니다.

○ **생·노·병·사**

'태어나서·늙고·병들며·죽는 것'을 말합니다. 인간의 생멸현상을 이룹니다.

○ **색·수·상·행·식**

심신으로 구성된 인간을 말하며, '오온'이라 합니다. '형색·느낌·형상·형성·의식'을 말합니다. 그래서 인간은 몸인 색과 마음인 수·상·행·식으로 구성됩니다.

○ **색·성·향·미·촉·법**

'육경'이리고 하며, 눈·귀·코·혀·몸·정신에 대응하는 외부의 대상을 말합니다. '형색·소리·냄새·맛·감촉·사실'을 말합니다.

○ **신·구·의**

'몸·입·정신'으로 하는 인간의 '삼행'을 말합니다.

○ **신·수·심·법**

명상의 대상이며, '몸·느낌·마음·사실'을 말하며, 이를 통해 '사념처' 명상을 합니다.

○ **심·의·식**

'마음·정신·의식'을 말하며, 이는 인간의 몸과 마음(G)에서 '마음(G)'을 구성합니다.

○ **자·비·희·사**

'자애·연민·같이 기뻐함·평정함'을 말합니다. 이를 '사무량심 명상', '자비명상'이라고 합니다.

○ **지·수·화·풍**

'흙·물·불·바람'을 말합니다. 물질의 최소단위이며, 이것이 '사대'를 이룹니다.

○ **탐·진·치**

'탐욕·분노·어리석음'이며, 이는 '삼독심'으로, 번뇌를 원인으로 해서 일어나며 괴로움을 야기합니다.

○ **행·주·좌·와·어·묵·동·정**

'행동함·서 있음·앉음·누움·말함·침묵·움직임·정지함'을 말하며, 모든 행을 뜻합니다.

○ **희·노·애·락**

'기쁨·화냄·좋아함·즐거워함'을 말합니다.

○ **삼체화**

자동화, 동일화 및 중심화되는 마음의 특성을 말합니다. 그래서 불선한 마음에 삼체화하지 말아야 합니다.

○ **삼법인(삼특상)**

실제의 실상을 말하며, 무상·고·무아인 제행무상·일체계고·제법 무아를 말합니다.

○ **사성제**

네 가지 성스러운 진리를 말하며, 고·집·멸·도인 고성제·집성제· 멸성제·도성제를 말합니다.

○ **심소(마음작용)**

선심소는 선한 마음작용을 말하며, 불선심소는 불선한 마음작용을 말하고, 무기심소는 무기 마음작용을 말합니다. 이렇게 마음 작용은 몸과 마음을 연결합니다.

참고 문헌 ~~~~~~

○ C. A. F. Rhys Davids (Ed.)(1985), *Visuddhi-Magga*, London: PTS.

○ E. Hardy(1976), *Aṅguttara-Nikāya vol. III*, London: PTS.

○ E. Hardy(1958) , *Aṅguttara-Nikāya vol. IV*, London: PTS.

○ F. L. Woodward(1977), *Saṃyutta-Nikāya Aṭṭhakathā*, London: PTS.

○ F. L. Woodward(1977), *Saṃyutta-Nikāya Aṭṭhakathā*, London: PTS.

○ F. L. Woodward(1977), *Saṃyutta-Nikāya Aṭṭhakathā*, London: PTS.

○ GA. Somaratne(2005), "*CITTA, MANAS & VINNANA*" *DHAMMA-VINAYA*, Sri Lanka: Sri LankaAssociation for Buddhist Studio.

○ Hammalawa Saddhatissa(1989), *Abhadhammaṭṭhasaṅgaha*, Oxford: PTS.

○ M. Leon Feer(1975), *Saṃyutta-Nikāya vol. III*, London: PTS.

○ M. Leon Feer(1990), *Saṃyutta-Nikāya vol. IV*, London: PTS.

○ Paul Steinthal(1982), *Udāna*, London : PTS.

○ Robert Chalmers(1977), *Majjhima-Nikāya vol. II*, London: PTS.

○ Rupert Gethin(2011), "*On Some Definition of Mindfulness*" *Contemporary Buddhism*, An Interdisciplinary Journal Routledge.

○ T. W. Rhys Davids·William Stede(1972), *The Pali Text Society's Pali-English dictionary*, London: The pāli text society.

○ T. W. Rhys Davids(1975), *Dīgha-Nikāya vol. I*, London: PTS.

○ V. Trenckner(1979), *Majjhima-Nikāya vol. I*, London: PTS.

○ 大正蔵 1, 中阿含経, 大正新修大蔵経.

○ 각묵(2018), 위방가(Vibhaṅga) 제1권, 울산: 초기불전연구원.

○ 각묵(2018), 위방가(Vibhaṅga) 제2권, 울산: 초기불전연구원.

○ 대림 옮김(2012), 맛지마 니까야 제1권, 울산: 초기불전연구원.

○ 대림 옮김(2012), 맛지마 니까야 제3권, 울산: 초기불전연구원.

○ 대림·각묵 역주(2017), 아비담마 길라잡이 제1권, 울산: 초기불전연구원회.

○ 대림·각묵 역주(2017), 아비담마 길라잡이 제2권, 울산: 초기불전연구원회.

○ 전재성 역주(2014ⓐ), 마하박가-율장대품, 서울: 한국빠알리성전협회.

○ 전재성 역주(2013), 앙굿따라니까야 제4권, 서울: 한국빠알리성전협회.

○ 전재성 역주(2013), 앙굿따라니까야 제6권, 서울: 한국빠알리성전협회.

○ 전재성 역주(2013), 앙굿따라니까야 제9권, 서울: 한국빠알리성전협회.

○ 전재성 역주(2011), 디가 니까야 제1권, 서울: 한국빠알리성전협회.

○ 전재성 역주(2011), 디가 니까야 제3권, 서울: 한국빠알리성전협회.

○ 전재성 역주(2014), 쌍윳따니까야 제1권, 서울: 한국빠알리성전협회.

○ 전재성 역주(2014), 쌍윳따니까야 제2권, 서울: 한국빠알리성전협회.

○ 전재성 역주(2013ⓐ), 우다나-감흥어린 시구, 서울: 한국빠알리성전협회.

○ 전재성 역주(2018), 청정도론-비숫디막가, 서울: 한국빠알리성전협회.

○ Buddhapāla(2006), Buddha 수행법, 경남: Sati school.

○ Marsha M. Linehan(2007), 다이어렉티컬 행동치료, 조용범, 서울:학지사.

○ Steven C. Hayes·Spencer Smith(2010), 마음에서 빠져나와 삶 속으로 들어가라, 문현미·민병배 공역, 서울:학지사.

○ Z. V. Segal·J. M. G. Williams·J. D. Teasdale, 마음챙김 명상에 기초한 인지치료, 이우경·조선미·황태연 공역, 서울: 학지사.

○ 남일희(2016), 불교명상에서 의식의 역할에 대한 연구, 서울불교대학원대학교 석사학위논문.

○ 남일희(2017), 의식의 확립과 소멸에 관한 상관관계 연구, 불교상담학연구 제9호, 3-32, 서울: 한국불교 상담학회.

○ 남일희(2018), 의식과 열반의 상관관계 연구, 문화와 융합 제40권 7호, 913-940, 서울: 한국문화융합학회.

○ 남일희(2019), 마음작용에서 촉발의 역할에 대한 연구, 서울불교대학원대학교 박사학위논문.

○ 남일희(2020), 바라만 봐도 치유되는 마음, 서울: 북랩.

○ 남일희(2021), 쉬어가는 인생 이야기(인생편, 수행편), 서울: 북랩.

○ 미산(2009), 변화무쌍한 마음을 어떻게 바로잡아야 하는가? 마음, 어떻게 움직이는가, 37-91, 서울: 운주사.

○ 백도수 역주(2009), 법의 분석 1, 서울: 해조음.

○ 이필원(2014), 초기불교의 정서 이해, 불교와 사상의학의 만남, 85-106. 서울: 올리브그린.

○ 임승택(2002), 선정(jhāna)의 문제에 관한 고찰, 불교학연구 제5호, 247-277, 서울: 불교학연구회.

○ 정준영(2009), 대념처경에서 나타나는 심념처에 대한 연구, 한국불교학 제53집, 203-250, 서울: 한국불교학회.

○ 정준영(2010), 위빠사나, 서울: 민족사.

○ 정준영(2019), 있는 그대로, 서울: 에디터.

○ 지오반니 딘스트만(2021), 명상에 대한 거의 모든 것, 서종민 옮김, 서울: 불광.

○ 존카밧진(2019), 왜 마음챙김 명상인가, 엄성수 옮김, 서울: 불광.

○ 켄A.베르니(2020), 마음챙김에 대한 거의 모든 것, 박지웅 옮김, 서울: 불광.